Prof. Dr. med. Rüdiger Petzoldt

Sprechstunde
Diabetes

- Rat und Hilfe bei allen Fragen von Typ-I- und Typ-II-Diabetikern
- Die erfolgreiche Behandlung
- Schutz vor Komplikationen

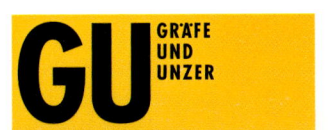

Inhalt

Vorwort   7

1 Diabetes im Überblick   8

Der normale Stoffwechsel   9

Insulin im normalen Stoffwechsel   10

Insulin und Diabetes   12

Typ-I-Diabetes   14

Typ-II-Diabetes   17

Seltenere Diabetesformen   21

Leben lernen mit Diabetes   21

2 Die erfolgreiche Behandlung   24

Das gefährliche Koma vermeiden   26

Die richtige Diabeteseinstellung   26

3 Selbstkontrolle und ärztliche Untersuchung   28

Die Stoffwechselselbstkontrolle   29

Blutzuckerselbstkontrolle   29

Harnzuckerselbstkontrolle   31

Individuelle Ratschläge zur Selbstkontrolle   33

Regelmäßige ärztliche Untersuchungen   36

Ergebnisse der Selbstkontrolle besprechen   36

HbAc1 im Abstand von drei Monaten   36

Vorsorgeuntersuchungen   36

4 Ernährung und Diät   38

Wichtiges aus der Ernährungslehre   39

Der »durchschnittliche« Bedarf   43

Praktische Tips   46

5 Bewegung und Sport 52

Stoffwechselreaktionen bei Muskelarbeit 53

Viele geeignete Sportarten 56

6 Die Behandlung mit Insulin 59

Die verschiedenen Insulintypen 61

Insulin spritzen 65

Die Technik der Insulininjektion 66

Spritzen mit dem Pen 67

Der Spritzenplan 67

Verschiedene Konzepte der Insulinbehandlung 69

Welche Diabetiker brauchen eine Insulinpumpe? 69

Die intensivierte konventionelle Insulintherapie 70

Die konventionelle Insulintherapie 71

Anpassung der Insulindosis 71

Nebenwirkungen von Insulin 73

7 Hypoglykämien 74

Zeichen und Beschwerden bei Hypoglykämie 75

Wahrnehmungsstörung für Hypoglykämie? 76

Behandlung der Hypoglykämie 77

8 Die Behandlung mit Tabletten 79

Phasengerechte Tablettenbehandlung 81

Praktische Empfehlungen zur Tablettenbehandlung 83

Acarbose 83

Biguanide 83

Sulfonylharnstoffe 83

Tablettenkombinationen 84

9 Komplikationen und begleitende Krankheiten 86

Typische Diabeteskomplikationen 87

Retinopathie, die Erkrankung des Augenhintergrundes 88

Nephropathie, die Erkrankung der Nieren 89

Neuropathie, die Erkrankung der Nerven 90

Die vielen Gesichter der Neuropathie 91

Besonders gefürchtet: Impotenz 92

Der »diabetische Fuß« 93

Vorbeugung durch die richtige Fußpflege 93

Praktische Empfehlungen zur Fußpflege 94

Kleines Trainingsprogramm für Ihre Gefäße 97

Der »schwerkranke« diabetische Fuß 100

Weitere Komplikationen 101

Zu hohe Blutdruckwerte 101

Zu hohes Körpergewicht 102

Zu hohe Blutfettwerte 102

Werden Sie Nichtraucher! 103

Wenn andere Krankheiten dazukommen 103

Mit Diabetes im Krankenhaus 105

10 Vorsorgeprogramm für Diabetiker 107

Der Gesundheits-Paß Diabetes 109

Wichtige Konsequenzen 109

11 Das zuckerkranke Kind 111

Erstbehandlung in der Klinik 112

Die Weiterbehandlung 113

Insulinbehandlung: am besten intensiv 115

Ziele der Dauerbehandlung 117

Diät als richtige Ernährung   118

Stoffwechselselbstkontrollen   120

Bewegung und Sport   121

Hypoglykämien   122

Kindergarten, Schule und Ausbildung   123

Gemeinsame Bewältigung   124

12 Schwangerschaft   125

Diabetesbehandlung in der Schwangerschaft   127

Selbstkontrolle und Schwangerschaftsüberwachung   128

Familienplanung   131

13 Alltag und Soziales   132

Berufswahl und Berufsalltag   133

Öffentlicher Dienst   133

Das Verhalten am Arbeitsplatz   134

Das Schwerbehindertenrecht für Diabetiker   135

Rehabilitation und Rente   136

Diabetiker im Straßenverkehr   138

Im Urlaub und auf Reisen   140

Selbsthilfegruppen und Diabetikerorganisationen   143

Neue und zukünftige Entwicklungen   144

14 Zum Nachschlagen   145

Glossar   146

Adressen, die weiterhelfen   151

Bücher und Zeitschriften, die weiterhelfen   152

Beschwerden- und Sachregister   153

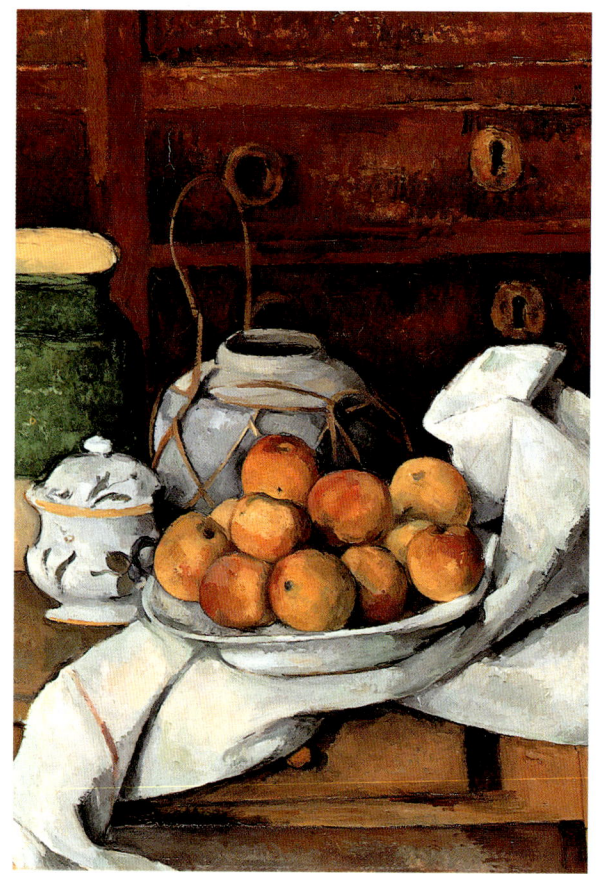

»Weise ist es, Maß zu halten«.
Was Sophokles vor langer Zeit er-
kannte, gilt besonders für Diabetiker.
Das »Stilleben mit Kommode« (Aus-
schnitt) stammt von Paul Cézanne,
der Diabetiker war.

Liebe Leserin,
lieber Leser!

Auf einem Diabetikertag suchten viele Teilnehmer nach den Arbeitsgruppen, in denen ihre Themen behandelt wurden. Ein junger Kraftfahrzeugmeister fragte nach der intensivierten Insulintherapie, ein Pensionär mit seiner Frau wollte die erfolgreiche Ernährung zum Abnehmen kennenlernen, ein älterer Herr mit Fußproblemen erkundigte sich nach der richtigen Fußpflege, und die Eltern eines gerade an Diabetes erkrankten Kindes erhofften sich Hilfe zur Bewältigung der Krankheit. Auf dem gut besuchten Diabetikertag wurden diese wichtigen Themen besprochen, manche Fragen konnten beantwortet werden. Auch Sie haben sicher viele Fragen. Ich hoffe, daß Sie in diesem Buch die Antworten finden, die Ihnen bei Ihrer Diabetesbehandlung helfen. Das Motto dieses Buches lautet deshalb: Diabetiker werden Experten!

In Deutschland sind etwa vier Millionen Menschen zuckerkrank und die Zahl der Diabetiker steigt weiter. Alle diese Diabetiker brauchen eine erfolgreiche Behandlung. Wenn sie über die Behandlungsmöglichkeiten informiert sind, können sie aktiv daran teilnehmen. Denn zunehmende Kenntnisse und technologische Fortschritte der Medizin ermöglichen es den Ärzten und Diabetikern, viele praktische Behandlungsprobleme zu lösen und die Zuckerkrankheit mit ihren Gefahren und Komplikationen erfolgreich zu bekämpfen. So lassen sich Gesundheit, Lebenserwartung und Lebensqualität für Diabetiker weiter verbessern.

Es ist sicher etwas dran an der typischen amerikanischen Aufforderung, den Diabetes als eine »do it yourself«-Krankheit zu verstehen. Für die Diabetiker, die Experten in eigener Sache werden, kommt es aber auch auf die Zusammenarbeit im Team an. Zum Behandlungsteam gehören Diabetesärzte, die Diabetiker selbst, Diabetesberaterinnen, Ernährungsfachkräfte. Das Team ist erfolgreich, wenn die Diabetiker lernen, erfolgreich mit ihrer Krankheit zu leben.

In diesem Buch lernen Sie Ihren Diabetes und Ihre Behandlungsmöglichkeiten kennen. Sie finden Informationen über die gesunde Ernährung und über die medikamentöse Behandlung, über die selbständige Kontrolle und über Vorsorgemaßnahmen. Sie erfahren, wie Sie den Diabetes und seine Belastungen bewältigen und wie Sie mit dem Diabetes selbständig und aktiv leben können.

Rüdiger Petzoldt

1

Diabetes im Überblick

Eine Krankheit mit vielen Gesichtern

Am Anfang häufen sich die Fragen, wenn der Arzt mitteilt: »Sie haben Diabetes!« Wenn Sie zum ersten Mal von Ihrer Zuckerkrankheit hören, wissen Sie, wie die meisten Menschen, wenig oder gar nichts über den Diabetes. Sie teilen Ihr Schicksal mit Millionen anderer Diabetiker. Auch, wenn Sie schon Ihre eigenen Erfahrungen gesammelt haben, werden Sie vielleicht den Diabetes besser verstehen wollen, um besser damit leben zu können. Fragen zum Wesen des Diabetes, zur Behandlung und zur Bewältigung möglicher Komplikationen sollen in dieser Übersicht beantwortet werden.

Die Bezeichnung »Diabetes mellitus« bedeutet in direkter Übersetzung etwa »honigsüßer Durchfluß«. Damit werden die Zeichen oder Symptome der Zuckerkrankheit und die Ihnen möglicherweise bekannten Beschwerden der Diabetiker beschrieben, welche unter großem Durst leiden und viel zuckerhaltigen Harn ausscheiden.

Die Bezeichnungen »Der Diabetes« oder »Die Zuckerkrankheit« klingen so, als gäbe es nur eine Krankheitsform. Tatsächlich gibt es aber den Typ-I-Diabetes, den Typ-II-Diabetes und andere, seltenere Formen der Zuckerkrankheit. Die Diabetiker mit diesen unterschied-

Der normale Stoffwechsel

lichen Krankheitsformen haben viele wichtige Probleme gemeinsam, zum Beispiel die erhöhten Blutzuckerwerte oder die möglichen späteren Komplikationen. Sie unterscheiden sich aber auch wesentlich voneinander, zum Beispiel in der Behandlung und im Verlauf der Zuckerkrankheit.

Verbreitung von Diabetes

Der Diabetes kommt sehr häufig vor. Etwa fünf Prozent unserer Bevölkerung, also annähernd vier Millionen Menschen in Deutschland, haben einen Diabetes; und die Zahl der Diabetiker nimmt weiter zu. Bis zum Jahr 2010 ist mit einer Zunahme der Zahl von Diabetikern um die Hälfte zu rechnen; dann werden in Deutschland rund sechs Millionen Diabetiker leben. Aber schon heute ist der Diabetes eine der häufigsten Krankheiten. Es gibt darüber hinaus auch noch eine große Zahl nicht entdeckter Diabetiker, die schon zuckerkrank sind und behandelt werden sollten, aber noch nichts von ihrer Erkrankung wissen. Erfreulicherweise kann kaum eine andere Krankheit mit vergleichbarer Häufigkeit so erfolgreich behandelt werden wie der Diabetes!

Dem Diabetes liegt eine Stoffwechselstörung zugrunde, die alle Bereiche des Stoffwechsels betreffen kann und die an der Störung der Blutzuckerregulation erkannt wird.

Um die Stoffwechselerkrankung Diabetes verstehen zu können, müssen Sie sich zunächst mit den normalen Stoffwechselvorgängen vertraut machen.

Fachbegriffe rund um den Zuckerstoffwechsel

- Glukose: Traubenzucker
- Blutzucker: Traubenzucker im Blut
- Glykogen: Reservezucker in Leber und Muskulatur
- Pankreas: Bauchspeicheldrüse
- Insulin: Hormon aus der Bauchspeicheldrüse (Pankreas), senkt den Blutzucker
- B-Zellen: Zellen der Bauchspeicheldrüse, die Insulin produzieren
- Glucagon: Hormon, das auch in der Bauchspeicheldrüse gebildet wird, erhöht den Blutzucker

Alle Lebensvorgänge des Menschen sind mit einem ständigen Energieverbrauch im Stoffwechsel verbunden. Bei körperlicher Belastung sowie bei körperlicher Ruhe und im Schlaf benötigt der Organismus Energie. Energielieferant ist die tägliche Nahrung, die im Magen und im Darm durch die Verdauung in kleine Einzelbausteine aufgeteilt wird. So werden zum Beispiel die Zuckerstoffe oder Kohlenhydrate der Nahrung, die in Obst, Brot, Kartoffeln, Nudeln, Milch oder anderen Nahrungsmitteln enthalten sind, im Verdauungstrakt in Traubenzucker (Glukose) gespalten. Traubenzucker ist ein Einfachzucker, der über die Darmwand ins Blut gelangt. Von hier aus wird er zu den Organen und Körperzellen transportiert, welche Glukose als Energielieferanten benötigen.

Damit die Glukose in die Körperzellen gelangen kann, ist Insulin notwendig: Es öffnet dem Traubenzucker die Zelle wie ein Schlüssel das Schloß. Insulin wird von den B-Zellen in der Bauchspeicheldrüse gebildet und an das Blut abgegeben. Die B-Zellen liegen in den Langerhans-Inseln der Bauchspeicheldrüse.

Ebenso wie die Kohlenhydrate werden auch die Fette und die Eiweißstoffe aus der Nahrung, zum Beispiel aus Butter, Speck, Wurst, Fleisch, Milch, Käse oder Fisch, im Magen und Darm verdaut, also in Einzelbausteine gespalten, die durch die Darmwand in den Blutkreislauf gelangen und zu den Organen und Zellen des Körpers transportiert werden.

Wirkungen von Insulin

- Insulin senkt den Blutzucker
- Insulin regt die Aufnahme von Traubenzucker in Leber- und Muskelgewebe an
- Insulin fördert die Bildung von Reservezucker (Glykogen) in der Leber
- Insulin hemmt die Zuckerfreisetzung aus der Leber
- Insulin fördert die Bildung von Fett und das Entstehen der Fettsucht

Insulin im normalen Stoffwechsel

Insulin ist ein lebenswichtiges Hormon. Es sorgt für die Einschleusung der direkt benötigten Glukose in die Zellen und für die Speicherung zunächst nicht benötigter Glu-

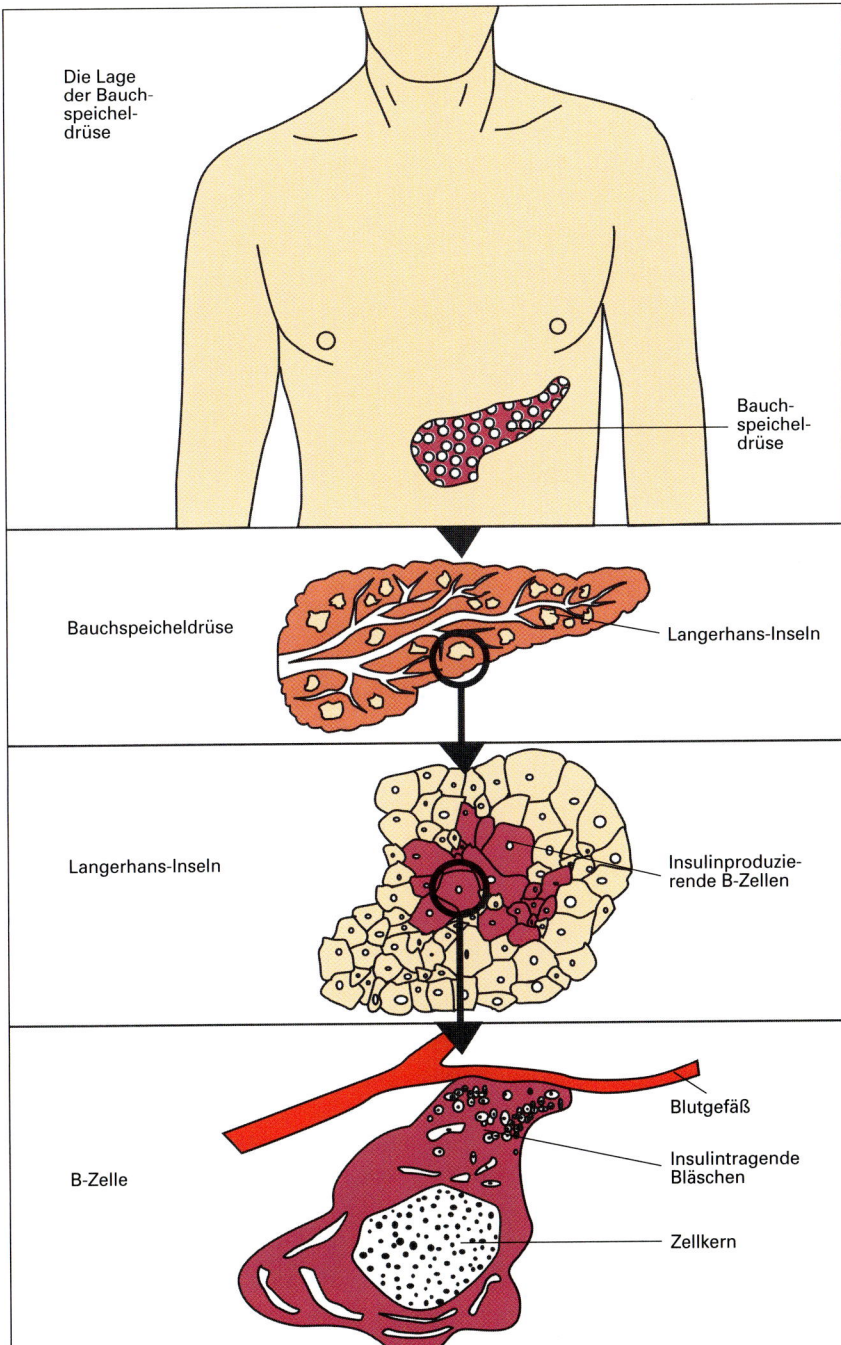

Die Lage der Bauch-speichel-drüse

Bauch-speichel-drüse

Bauchspeicheldrüse

Langerhans-Inseln

Langerhans-Inseln

Insulinproduzie-rende B-Zellen

Blutgefäß

Insulintragende Bläschen

B-Zelle

Zellkern

Insulin wird von den B-Zellen der Bauchspei-cheldrüse gebil-det, in den Bläs-chen gespeichert und von dort an das Blut abge-geben.

Insulin und Diabetes

kose als Speicherzucker (Glykogen) in Muskeln und Leber. Insulin hilft auch bei der Umwandlung überschüssiger Glukose in Fett. Die mit der Nahrung im Überfluß angelieferten Kohlenhydrate können so im Fettgewebe gespeichert werden. Aber auch alle anderen Nahrungsbestandteile, die nicht als Energie verbraucht werden, verwandeln sich in Fett. Das bedeutet: Alles, was zuviel gegessen wird, führt zur Fettsucht (Adipositas), sofern genügend Insulin zur Verfügung steht!

Die Speicherung der überschüssigen Glukose hat auch eine wichtige Bedeutung. Während kurzer oder langer Fastenzeiten, also auch nachts, wird die notwendige Energie aus diesen Speichern geliefert. So wird der Speicherzucker, das Glykogen, aus der Leber freigesetzt. Wenn alle Glykogenspeicher entleert sind, kann auch das Fett aus dem Fettgewebe zur Energiegewinnung genutzt werden.

Bei der Stoffwechselkrankheit Diabetes kommt Insulin nicht richtig zur Wirkung. Der Blutzucker kann nun nicht in die Körperzellen gelangen. Hierfür gibt es zwei Hauptursachen, nach denen auch die zwei häufigsten Diabetesformen unterschieden werden:

• Typ-I-Diabetes: Insulin wird nicht mehr genügend und nach kurzer Zeit überhaupt nicht mehr produziert
• Typ-II-Diabetes: Insulin ist vorhanden, aber der Organismus verhält sich gegen Insulin resistent, er läßt es nicht zur Wirkung kommen.

Wenn beim Typ-I-Diabetes Insulin fehlt oder wenn beim Typ-II-Diabetes der Körper gegen das Insulin resistent ist, steigt die Blutzuckerkonzentration an. Wenn nun der Blutzucker, der normalerweise zwischen 60 und 140 mg/dl beträgt, auf Werte von mehr als 160 bis 180 mg/dl ansteigt, dann beginnt die Niere, einen Teil des Zuckers (Glukose) aus dem Blut zu entfernen und mit dem Harn auszuscheiden. Man nennt den kritischen Grenzwert, also die Blutzuckerhöhe, bei der die Niere mit der Ausscheidung von Glukose im Harn beginnt, die Nierenschwelle. Wenn der Blutzucker diese Konzentration übersteigt, kann im Harn Zucker nachgewiesen werden.

12

Der überschüssige Zucker kann aber nur dann in den Harn gelangen, wenn er in viel Wasser gelöst wird. Große Zuckermengen können also nur mit großen Harnmengen ausgeschieden werden. Das Wasser dafür stammt aus dem Körper, es wird ihm fast gewaltsam entzogen. Dadurch entsteht ein Wassermangel der Gewebe, es kommt zum Durstgefühl. So lassen sich die zwei Hauptbeschwerden des unbehandelten Diabetes leicht erklären, die großen Harnmengen und der Durst.

Weitere unmittelbare Konsequenzen der Stoffwechselstörung sind Müdigkeit, Leistungsminderung und Gewichtsabnahme des Diabetikers. Denn der im Harn ausgeschiedene Traubenzucker fehlt den Muskeln als Brennstoff. Die Muskeln leiden unter mangelndem Energienachschub und müssen wie alle anderen Organe des Körpers nun auf die Energiereserven zurückgreifen.

Nach dem Leberglykogen, das schnell verbraucht ist, werden die Reserven im Fettgewebe nutzbar gemacht; das Fettgewebe wird abgebaut. Dabei entstehen allerdings chemische Verbindungen, die sogenannten Ketonkörper wie Aceton, welche das Blut übersäuern können.

Folgen des Insulinmangels

- Blutzuckererhöhung
- Zuckerausscheidung im Urin
- Durst
- Harnflut mit Ausscheidung großer Urinmengen
- Gewichtsabnahme
- Müdigkeit, Abgeschlagenheit
- Leistungsminderung

Das Insulin und seine Wirkung stehen im Mittelpunkt des Stoffwechsels. Eine Störung des Insulins oder seiner Wirkung spielt beim Typ-I-Diabetes und beim Typ-II-Diabetes eine entscheidende Rolle. In der Behandlung gibt es aber wichtige Unterschiede: Typ-I-Diabetiker brauchen immer Insulin, weil sie nicht mehr selbst Insulin produzieren können; Typ-II-Diabetiker müssen dagegen abnehmen und ihre Insulinresistenz abbauen, sie brauchen nur zum Teil und auch erst nach vielen Jahren zusätzlich Insulin zur Behandlung.

Typ-I-Diabetes

Vererbung und Entstehung

Beim Typ-I-Diabetes fehlt Insulin, es wird ungenügend oder überhaupt nicht mehr in der Bauchspeicheldrüse gebildet. Bei der Entstehung des Typ-I-Diabetes spielt die Vererbung eine wichtige Rolle. Dabei wird nicht der Typ-I-Diabetes direkt vererbt, sondern die Veranlagung zum Typ-I-Diabetes, also die Möglichkeit, zuckerkrank zu werden. Mit der Vererbung der Anlage zum Typ-I-Diabetes ist nicht zwingend die Erkrankung am Typ-I-Diabetes verbunden.

Die Anlage für einen Typ-I-Diabetes wird sehr viel seltener vererbt als die Anlage für einen Typ-II-Diabetes. Die Anlageträger wissen meistens nichts von ihrer ererbten Anlage zum Typ-I-Diabetes. Die Wahrscheinlichkeit für eine endgültige Erkrankung am Typ-I-Diabetes ist auch bei Kindern von Typ-I-Diabetikern gering. Das Kind einer Typ-I-Diabetikerin und eines gesunden Vaters bekommt mit einer Wahrscheinlichkeit von 95 bis 97 Prozent keinen Typ-I-Diabetes.

Der Typ-I-Diabetes ist eine sogenannte Autoimmunerkrankung. Dabei reagiert das körpereigene Abwehrsystem, das Immunsystem, selbstzerstörerisch gegen die eigenen insulinproduzierenden B-Zellen der Bauchspeicheldrüse. Dieser Prozeß wird irgendwann durch eine Virusentzündung »angestoßen«, vielleicht spielen auch Ernährungsbedingungen im Säuglingsalter, etwa der Einsatz von Kuhmilchprodukten, eine Rolle bei der Entstehung des Typ-I-Diabetes. Man kann diese Entwicklung an Inselzellantikörpern erkennen, die bei den meisten gerade entdeckten Typ-I-Diabetikern gefunden werden. Diese Antikörper zerstören die insulinproduzierenden Zellen und verringern damit allmählich die körpereigene Insulinproduktion. Der Zerstörungsprozeß

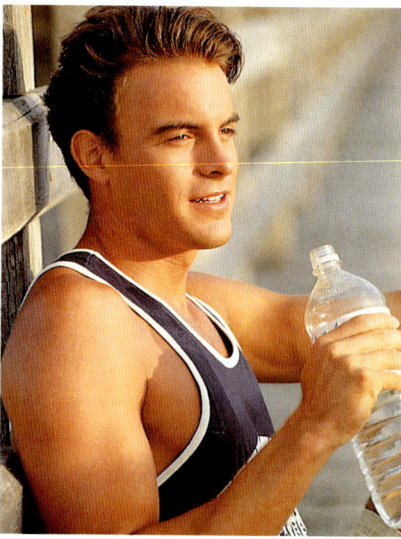

Typ-I-Diabetiker fallen äußerlich nicht auf. Sie haben auch im Gegensatz zum Typ-II-Diabetiker meist keine Gewichtsprobleme.

kann sich über lange Zeit, wahrscheinlich viele Monate oder auch länger, hinziehen. Erst wenn mehr als vier Fünftel der insulinproduzierenden Zellen zerstört sind, reicht die körpereigene Restproduktion an Insulin nicht mehr aus und die ersten Zeichen der Zuckerkrankheit treten auf.

Krankheitszeichen und Beschwerden

Wenn die Insulinproduktion nachläßt und wenn schließlich kaum noch körpereigenes Insulin vorhanden ist, besteht ein lebensgefährlicher absoluter Insulinmangel. Dadurch kommt es zu einem Blutzuckeranstieg und zu Störungen im Stoffwechsel mit typischen Beschwerden. Die ersten Anzeichen bei zu hohen Blutzuckerwerten können Durst, die Ausscheidung großer Urinmengen, Müdigkeit, Schlappheit, Sehstörungen, Gewichtsabnahme, Entzündungen der Haut, Juckreiz und schlecht heilende Infekte sein.

Wenn die Blutzuckerwerte ohne Behandlung sehr hoch bleiben oder weiter ansteigen, dann kommt es zu einer weit schwereren Stoffwechselentgleisung, es droht das diabetische Koma (Seite 26). Natürlich sollte man es nie zu

dieser lebensgefährlichen Situation kommen lassen, sondern schon bei beginnender Stoffwechselentgleisung sofort geeignete Behandlungsmaßnahmen einleiten.

Das Ziel: Die erfolgreiche Behandlung

Zur Behandlung bei Typ-I-Diabetes gehören die richtige Insulinmenge, die gesunde Ernährung, die regelmäßige Blutzuckerselbstkontrolle (Seite 29) und die Berücksichtigung des Blutzuckerverlaufs unter Alltagsbedingungen. Die Behandlung muß sofort nach Erkennung des Typ-I-Diabetes beginnen und lebenslang so konsequent sein, daß die Blutzuckerwerte normal werden und bleiben.

Wenn Typ-I-Diabetiker mit der Insulinbehandlung (Seite 59) begonnen haben, sollten sie auch dann dabei bleiben, wenn es nach kurzer Zeit zu einer Abnahme des Insulinbedarfs oder vorübergehend zu normalen Blutzuckerwerten auch ohne Insulingabe kommt. In dieser sogenannten Remissionsphase hat sich die Bauchspeicheldrüse nur scheinbar erholt, sie arbeitet gerade ausreichend. Nach wenigen Monaten, selten nach einem Jahr, steigt der Insulinbedarf wieder an. Die Insulinzufuhr muß

Mit einer erfolgreichen Diabetesbehandlung werden die akuten Beschwerden beseitigt, chronische Komplikationen können vermieden werden

nun gesteigert werden, um das wichtigste Ziel der Behandlung, die normalen Blutzuckerwerte, erreichen zu können. Grund dafür ist die nun immer stärkere Abnahme der eigenen Insulinproduktion, die im weiteren Verlauf des Typ-I-Diabetes ganz zum Erliegen kommt.

Typ-I-Diabetes im Verlauf

Der Verlauf des Typ-I-Diabetes wird entscheidend von der erfolgreichen Behandlung geprägt. Der erste Behandlungserfolg läßt sich an den Blutzuckerwerten erkennen. Wenn die Blutzuckerwerte stets normal oder nahezu normal sind, treten auch keine akuten Beschwerden auf.

Gelegentlich auftretende Unterzuckerungen, sogenannte Hypoglykämien (Seite 74), müssen jedoch bei einer guten Diabeteseinstellung in Kauf genommen werden. Mit den nahezu normalen Blutzuckerwerten lassen sich aber die langfristigen Komplikationen (Seite 86) vermeiden oder verzögern. Der Verlauf des Typ-I-Diabetes hängt also davon ab, ob die Blutzuckerwerte langfristig und dauerhaft günstig gehalten werden oder ob stets erhöhte Blutzuckerwerte zu Komplikationen führen können. Eine erfolgreiche Behandlung ist auch immer eine erfolgreiche Vorbeugung gegen Diabeteskomplikationen. Zur Vorbeugung gehören jährliche Untersuchungen der Augen, der Nierenfunktion, des Nervensystems und der Durchblutung. Jeder Diabetiker sollte dazu seinen eigenen Diabetiker-Vorsorgepaß oder seinen »Gesundheits-Paß Diabetes« benutzen (Seite 109).

Warum die Behandlung so wichtig ist

Die gute Diabeteseinstellung durch eine intensive Insulintherapie senkt das Risiko von Diabeteskomplikationen und verzögert die Fortentwicklung schon vorhandener Komplikationen.
Bei langdauernder schlechter Diabeteseinstellung kommt es häufiger und früher zu Diabeteskomplikationen, die sich auch rascher verschlimmern können.

Typ-II-Diabetes

Die große Zahl von annähernd vier Millionen Typ-II-Diabetikern und die ernstzunehmende Zuckerkrankheit dieser Diabetiker macht den Typ-II-Diabetes zur eigentlichen Volkskrankheit. Der Typ-II-Diabetes beginnt meist nach dem 40. Lebensjahr und oft nach dem 60. Lebensjahr. Sehr häufig wird der Typ-II-Diabetes nur zufällig entdeckt, da er anfangs nur wenige oder keine Beschwerden verursacht hat. Deshalb wurde der Typ-II-Diabetes früher auch als »milder Altersdiabetes« bezeichnet und so in gefährlicher Weise verharmlost.

Wenn Sie einen Typ-II-Diabetes haben, waren Sie möglicherweise, wie die meisten anderen Typ-II-Diabetiker, schon jahrelang vor der Erkennung des Diabetes übergewichtig, vielleicht hatten Sie darüber hinaus schon längere Zeit einen erhöhten Blutdruck oder erhöhte Blutfettwerte. Diese Anhäufung der geschilderten Stoffwechselstörungen, zu denen auch der Typ-II-Diabetes gehört, nennen wir das metabolische Syndrom.

Beim metabolischen Syndrom mit Typ-II-Diabetes ist die Stoffwechselstörung an den Zellen anders begründet als beim Typ-I-Diabetes. Hier fehlt es anfangs nicht an Insulin, manchmal wird bei Diabetesbeginn sogar vermehrt

Das metabolische Syndrom

- Insulinresistenz
- Fettsucht (zentrale Adipositas)
- Fettstoffwechselstörung
- Bluthochdruck
- Erhöhter Blutzucker (Typ-II-Diabetes)

Insulin produziert. Dieses gut wirksame, genügend vorhandene körpereigene Insulin kann jedoch im Organismus nicht wirken. Das Fettgewebe und vor allem die Muskulatur verhalten sich beim Typ-II-Diabetiker ablehnend oder resistent gegen das Insulin. Man spricht daher auch von einer Insulinresistenz. Sie wird durch Übergewicht verstärkt, vor allem der Fettansatz am Bauch ist ungünstig und fördert die Insulinresistenz. Die Insulinresistenz dieses vermehrten Fettgewebes ist durch übermäßiges Essen und durch die darauffolgende Fettsucht erworben. Sie kann durch vernünftige Ernährung und Gewichtsabnahme auch behandelt und beseitigt werden.

Vererbung und Entstehung

Auch beim Typ-II-Diabetes spielt die Vererbung eine Rolle, die Anlage zum Typ-II-Diabetes wird vererbt und geerbt. Die Veranlagung zum Typ-II-Diabetes ist wohl gleichbedeutend mit der Veranlagung zur Insulinresistenz, auf der die Stoffwechselstörung Typ-II-Diabetes beruht. Wahrscheinlich sind in Deutschland etwa 20 Prozent der Bevölkerung Träger der Anlage für den Typ-II-Diabetes. Die Insulinresistenz besteht schon, bevor der Typ-II-Diabetes erkannt wird.

Ob und wie es von der Anlage zur Krankheit kommt, ob also Anla-

getäger dann auch Typ-II-Diabetiker werden, das hängt sehr wesentlich von zusätzlichen Faktoren und Einflüssen ab. Von besonderer Bedeutung für die endgültige Entstehung des Typ-II-Diabetes ist das vorausgegangene Übergewicht, die Fettsucht.

Krankheitszeichen und Beschwerden

Schon lange vor der Diagnose des Typ-II-Diabetes kann das metabolische Syndrom die Ursache für eine Gefäßverkalkung (Arteriosklerose) sein. Typ-II-Diabetiker sind daher früher und vermehrt durch Herz- und Gefäßkrankheiten gefährdet. Die schlimmsten Folgen dieser Gefäßkrankheiten, Herzinfarkt und Schlaganfall, kommen bei Typ-II-Diabetikern noch häufiger vor als in der gesamten Bevölkerung. Dieser Verlauf des Typ-II-Diabetes ist vor allem dann so typisch und ungünstig, wenn die Behandlung des Typ-II-Diabetes selbst sowie die Behandlung des metabolischen Syndroms ohne erkennbaren Erfolg bleiben.

Wenn der Typ-II-Diabetes erkannt wird, haben bereits fünf bis zehn Prozent der Betroffenen Diabetesschäden an den kleinen Blutgefäßen des Augenhintergrunds.

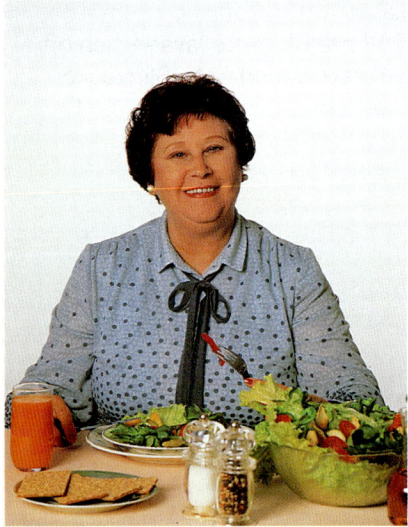

Für Typ-II-Diabetiker besonders wichtig: Nehmen Sie ab, dann bessern sich Ihre Blutzuckerwerte!

Aus dieser Beobachtung läßt sich schließen, daß der Typ-II-Diabetes schon mehrere Jahre vor der Entdeckung bestanden haben kann und gewirkt hat.

Typ-II-Diabetiker berichten bei der Erkennung des Diabetes seltener über Durst, häufiges Wasserlassen, Gewichtsabnahme oder eine nachlassende Leistungskraft als Typ-I-Diabetiker.

Wichtige Krankheitszeichen, die auf den Typ-II-Diabetes hinweisen, sind die Befunde des metabolischen Syndroms, nämlich Fettsucht, Bluthochdruck oder erhöhte Blutfette. Wenn bei nicht erkrankten Verwandten von Typ-II-Diabetikern eines dieser Zeichen besteht, sollte deshalb immer auch an einen möglichen Typ-II-Diabetes gedacht werden.

Das Ziel: Die erfolgreiche Behandlung

Fast alle Typ-II-Diabetiker sind zu dick, sie haben schon lange eine Fettsucht, wenn der Diabetes schließlich erkannt wird. Eine vernünftige Ernährung (Seite 38), vermehrte körperliche Aktivität (Seite 52) und eine erfolgreiche Gewichtsabnahme (Seite 50) sind die wichtigsten Behandlungsmaßnahmen.

Wenn Sie als Typ-II-Diabetiker Ihre bisherigen Gewohnheiten ändern und sich für eine Ernährung entscheiden, mit der Sie gesund werden, abnehmen und fit bleiben, mit der Sie satt werden können und die Ihnen schmeckt, dann wird auch Ihre Diabetesbehandlung erfolgreich sein.

Die Behandlung des Typ-II-Diabetes ist immer zugleich die Behandlung aller Störungen des metabolischen Syndroms. Neben der Gewichtsabnahme steht die ausreichende körperliche Bewegung ebenso im Mittelpunkt. Darüber hinaus können Medikamente wichtig werden. Ein Bluthochdruck muß fast immer medikamentös behandelt werden. Erhöhte Blutfette lassen sich oft ebenso wie erhöhte Blutzuckerwerte durch eine konsequente Gewichtsabnahme normalisieren; wenn dies nicht gelingt, ist die Behandlung erhöhter Blutfette mit wirksamen Medikamenten (Seite 102) möglich.

Für den Typ-II-Diabetes werden blutzuckersenkende Medikamente erst dann eingesetzt, wenn es trotz Erfolgen bei der Gewichtsabnahme und trotz einer richtigen und gesunden Ernährung nicht zur notwendigen Normalisierung der Blutzuckerwerte kommt.

Typ-II-Diabetes im Verlauf

Typ-II-Diabetiker erleben einen ganz anderen Krankheitsverlauf als Typ-I-Diabetiker. Während Typ-I-Diabetiker bei Beginn ihres Diabetes den weiteren Verlauf vor sich haben, haben Typ-II-Diabetiker bei Erkennung ihres Diabetes schon einiges hinter sich: Häufig leiden sie bereits an Krankheiten wie Arteriosklerose oder an chronischen Diabeteskomplikationen wie Schäden an Augen, Nieren und Nervensystem. Diese Erkrankungen und Komplikationen lassen sich durch eine erfolgreiche Behandlung von Diabetes, Bluthochdruck, Fettstoffwechselstörungen und Fettsucht verringern oder in der Entwicklung wesentlich verzögern.

Eine wirksame Vorsorge (Seite 107) ist beim Typ-II-Diabetes genauso wichtig wie beim Typ-I-Diabetes. Jeder Typ-II-Diabetiker sollte seinen Vorsorgepaß benutzen und besonders auf regelmäßige und umfassende Vorsorgeuntersuchungen achten.

Risiken und was Sie dagegen tun können	
Fettsucht (Übergewicht)	Gesunde Ernährung, Abnehmen
Erhöhter Blutdruck	Gesunde Lebensweise, geeignete Medikamente
Erhöhte und veränderte Blutfette	Gesunde Ernährung, Diabeteseinstellung, geeignete Medikamente
Zigarettenrauchen	Raucherentwöhnung
Bewegungsmangel	Körperliche Aktivität

Seltenere Diabetesformen

Leben lernen mit Diabetes

Der sogenannte Schwangerschaftsdiabetes wird bei drei bis fünf Prozent aller schwangeren Frauen vermutet. Er muß trotz seiner oft geringen Ausprägung ernstgenommen und sehr energisch behandelt werden, weil andernfalls die Entwicklung des Kindes gefährdet wird. Nach internationaler Definition liegt ein Schwangerschaftsdiabetes vor, wenn der Diabetes erst in der Schwangerschaft begonnen hat. Es wird geschätzt, daß in Deutschland jährlich bis zu 30.000 Frauen einen Schwangerschaftsdiabetes entwickeln.

Selten ist eine besondere Diabetesform, der MODY-Diabetes, dessen Bezeichnung aus dem Englischen stammt: MODY setzt sich aus den Anfangsbuchstaben von maturity onset diabetes in young people zusammen. Dies bedeutet übersetzt Typ-II-Diabetes bei Kindern und Jugendlichen. So selten der MODY-Diabetes ist, so häufig findet er sich in betroffenen Familien.

Sehr selten ist ein sogenannter sekundärer Diabetes, der entsteht, wenn durch äußere Einflüsse wie Unfall, Entzündung oder Operation die Bauchspeicheldrüse und damit auch die Produktionsstätte für Insulin zerstört wird.

Die Diagnose Diabetes erscheint all denen, die nichts vom Wesen und von der Behandlungsmöglichkeit der Zuckerkrankheit wissen, als schweres Urteil und als Beginn eines besonders belasteten Lebens. Tatsächlich ist die Zuckerkrankheit eine chronische Krankheit, die für den Menschen Verlust, Bedrohung und Mahnung bedeutet. Mit dem Auftreten einer chronischen Krankheit ist der Verlust der Gesundheit verbunden, man empfindet eine Bedrohung durch die Komplikationen der Krankheit und fühlt die Mahnung an die Begrenztheit des Lebens.

Auch Sie sind, wie alle anderen Diabetiker, ganz mit Leib und Seele vom Diabetes betroffen. Ihr Diabetes beeinflußt Ihre Verhaltensweisen, Ihre menschlichen Kontakte und Freundschaften, die Berufswahl und die Berufsausübung. Darüber können vor allem Diabetiker selbst berichten, die viele Kämpfe, Erwartungen und Enttäuschungen zu bestehen und zu überwinden hatten, bevor sie ihre Krankheit akzeptieren konnten und dazu bereit waren, ihr Leben darauf einzurichten. Von erfahrenen Diabetikern kann man viel darüber lernen, wie man mit dem Diabetes leben kann. Auch die Medizin und die Psychologie haben sich intensiv mit den

Problemen befaßt, die für Menschen mit chronischen Krankheiten entstehen. Aus den praktischen Erfahrungen der Diabetiker und ihrer Ärzte und aus vielen wissenschaftlichen Untersuchungen haben wir gelernt, welche Reaktionen auf die Diagnose Diabetes möglich sind und wie Diabetiker damit umzugehen lernen.

Natürlich muß jeder Diabetiker die Grenzen kennen, die ihm der Diabetes setzt. Das wichtigste Behandlungsziel ist für die meisten Diabetiker eine uneingeschränkte Lebenserwartung und eine hohe Lebensqualität. Viele Diabetiker bewegt die Frage: Verkürzt der Diabetes meine Lebenserwartung? Man kann darauf sowohl mit »Nein« als auch mit »Ja« antworten: »Nein«, weil Diabetes nicht notwendigerweise lebensverkürzend ist, und »Ja«, weil eine Lebensverkürzung oder Beeinträchtigung möglich ist.

Natürlich denkt man bei diesen kurzen Antworten an die Zusammenhänge zwischen der Diabeteseinstellung und den davon abhängigen Diabeteskomplikationen. Die beruhigende Antwort ist gut begründet: Gut eingestellte Diabetiker, die gesund leben, haben heutzutage eine gegenüber früher bessere Lebenserwartung, die der Lebenserwartung von Nichtdiabetikern nahe kommt; das ist statistisch nachgewiesen.

Sich der Herausforderung stellen

Wenn Sie die Diagnose Diabetes akzeptieren wollen, wenn Sie selbst die Verantwortung für Ihr Leben mit Diabetes übernehmen wollen, dann haben Sie mit diesem Wollen einen wichtigen Schritt getan. Sie haben Ihren Diabetes als Teil Ihres Lebens anerkannt und können nun lernen, richtig damit umzugehen.

Natürlich lernt man dabei nie aus, natürlich gibt es immer wieder einmal Rückschläge. Das ist so natürlich wie bei allen anderen Belastungen des Lebens, die man einmal besser, einmal schlechter erträgt und bewältigt. Das Entscheidende ist, daß man sich der Herausforderung stellt und immer wieder neu mit der Bewältigung des Diabetes beginnt.

Es gibt keine Tips und keine praktischen Empfehlungen, nach denen sich die Bewältigung des Diabetes einfach gestaltet. Aber einige Ratschläge erfahrener Ärzte und erfolgreicher Diabetiker können Ihnen doch weiterhelfen (Seite 23).

Das wichtigste Behandlungsziel: Eine uneingeschränkte Lebenserwartung und eine hohe Lebensqualität

Hilfen zur Bewältigung des Diabetes

● Informieren Sie sich! Nehmen Sie an Schulungen teil! Lernen Sie Ihre Krankheit, die Selbstkontrolle und die Behandlung kennen! Werden Sie selbständiger!

● Bleiben Sie offen für Neues! Es gibt oft verschiedene Behandlungsmöglichkeiten und immer wieder neue Forschungsergebnisse, die Ihnen vielleicht helfen können.

● Holen Sie sich die beste medizinische Hilfe, suchen Sie das Gespräch mit Ihrem Arzt und – wenn Sie dies wünschen – mit einem Psychologen!

● Suchen Sie die Gespräche mit anderen Diabetikern! Wenn Sie eine Selbsthilfegruppe finden, in der sich Diabetiker ehrlich miteinander unterhalten, dann können Sie sehr viel von anderen lernen und Ihre eigenen Erfahrungen weitergeben.

● Haben Sie kein schlechtes Gewissen, wenn die Diabetesbehandlung nicht immer klappt oder wenn sie Ihnen schwerfällt. Sie sind nur sich selbst verantwortlich. So können Sie selbst entscheiden, was Sie an einem Tag für Ihren Diabetes tun wollen und wann Ihr Diabetes auch in den Hintergrund zu treten hat.

● Sprechen Sie offen zu anderen über Ihren Diabetes, treten Sie selbstbewußt auf und stehen Sie zu Ihrem Diabetes! Nicht nur die Diabetiker in Ihrer Selbsthilfegruppe, sondern Ihre Bekannten, Verwandten und Freunde können von Ihnen lernen, wie man mit einer Herausforderung umgeht.

● Werden Sie Experte, aber nicht Weltmeister! Seien Sie selbständig, aber kein Einzelkämpfer! Leben Sie mit dem Diabetes in Ihrer Familie, im Beruf, im Urlaub, im Alltag!

2

Die erfolgreiche Behandlung

Zusammen- arbeit mit dem Arzt

Die Behandlung des Diabetes ist umfassend; sie gilt dem ganzen Menschen mit allen Problemen des Diabetes und seinen Komplikationen. Mit der Behandlung sind Sie und Ihr Arzt gefordert. Der Einsatz lohnt sich, denn eine richtige Diabetesbehandlung hilft sofort und für das ganze Leben, in akuten Gefahren und als Schutz vor Komplikationen. Die erfolgreiche Behandlung aller Diabetesprobleme ist auch die beste Vorbeugung gegen jede Verschlimmerung.

Grundlage für ein erfolgreiches Leben mit Diabetes ist Ihre Bereitschaft, sich aktiv an der Behandlung zu beteiligen und selbständig alle Möglichkeiten der Behandlung auszunutzen. Es kommt ebenso auf Ihren guten Willen und auf Ihre Motivation wie auf Ihr Wissen und Können an.

Natürlich fällt es nicht leicht, stets allen Forderungen der Behandlung gerecht zu werden. Aber es gibt viele Diabetiker, die sich der Aufgabe stellen und sich erfolgreich behandeln. Diese erfolgreichen Diabetiker nennen als wirkungsvollste Motivation zur richtigen Diabetesbehandlung die Chance für ein aktives und gesundes Leben im Alltag. Auch Sie wissen aus dem vorhergehenden Kapitel, daß akute Gefahren, lästige

Beschwerden und langfristige Folgen mit einer guten Diabeteseinstellung vermieden werden können.

Schneller Erfolg durch die richtige Behandlung

Vor allem bei Diabetesbeginn, aber immer auch dann, wenn die Blutzuckerwerte zu hoch bleiben und Zucker im Harn verloren geht, leiden Diabetiker unter Beschwerden wie Durst, vermehrtem Wasserlassen, nachlassender Leistungsfähigkeit oder quälendem Juckreiz. Solche Beschwerden können durch eine richtige Diabetesbehandlung mit dem Ziel normaler Blutzuckerwerte schnell beseitigt werden.

Aber die richtige Behandlung bringt auch andere Vorteile. Man fühlt sich mit nahezu normalen Blutzuckerwerten allgemein wohler als mit einer schlechten Stoffwechsellage. Beschwerden wie Nervenschmerzen, Sehstörungen, Konzentrationsmangel, Infektionen der Haut oder Potenzstörungen, die bei akuter oder chronischer Stoffwechselentgleisung mit hohen Blutzuckerwerten auftreten können, verschwinden durch die erfolgreiche Behandlung in der Regel schnell.

Erfolge einer guten Diabeteseinstellung

- Körperliches und seelisches Wohlbefinden
- Normale Leistungsfähigkeit
- Aktive Teilnahme am familiären, beruflichen und gesellschaftlichen Leben
- Höhere Lebenserwartung

Umfassende Diabetesbehandlung ist stets auch Vorbeugung

Die erfolgreiche Behandlung ist die beste Vorbeugung gegen das Auftreten und Fortschreiten von Diabeteskomplikationen. Zur umfassenden Diabetesbehandlung gehören folgende Maßnahmen:
- Die Stoffwechselstörung normalisieren
- Den Diabeteskomplikationen und Gefäßkrankheiten vorbeugen: Blutzuckerkonzentration, Blutdruck, Körpergewicht, erhöhte Blutfette normalisieren
- Diabeteskomplikationen erkennen und behandeln

Das gefährliche Koma vermeiden

Als Diabetiker müssen Sie wissen, wie gefährlich eine akute Stoffwechselentgleisung ist, die ins Koma führen kann. Heute braucht eigentlich kein Diabetiker ins Koma zu geraten, es ist vermeidbar. Wenn es dennoch einmal zum diabetischen Koma kommt, dann besteht Lebensgefahr, man muß sofort intensiv behandeln.

Vom entgleisten Stoffwechsel bis zum diabetischen Koma ist der Weg oft nicht weit. Koma bedeutet soviel wie tiefer Schlaf oder Bewußtlosigkeit. Das diabetische Koma ist die Bewußtlosigkeit durch die allgemeine Austrocknung und durch eine Übersäuerung des Blutes und der Gewebe bei absolutem Insulinmangel.

Die Entwicklung vom entgleisten Diabetes zum beginnenden diabetischen Koma ist mit auffälligen Beschwerden verbunden, die als Warnung zu verstehen sind, sofort etwas dagegen zu tun. Kein Diabetiker muß in ein lebensgefährliches diabetisches Koma geraten, aber jeder Diabetiker – ob mit Typ-I-Diabetes oder mit Typ-II-Diabetes – kann dazu kommen, wenn die Stoffwechseleinstellung nicht ernst genug genommen wird. Wenn Sie an Beschwerden des beginnenden Koma leiden, dann gehören Sie unverzüglich ins Krankenhaus, um dort sofort intensiv behandelt und aus dem Koma herausgeholt zu werden.

Die richtige Diabeteseinstellung

Wenn Sie mit Ihrer Diabetesbehandlung eine exakte Blutzuckereinstellung erreichen, dann haben Sie nicht nur die Vorteile, die mit

Beschwerden bei entgleistem Diabetes

- Durst
- Vermehrtes Wasserlassen
- Müdigkeit und Abgeschlagenheit
- Gewichtsabnahme

Beschwerden bei beginnendem Koma

- Übelkeit
- Erbrechen
- Bauchschmerzen
- Acetongeruch in der Atemluft

26

Zielwerte des Zuckerstoffwechsels

Blutzucker nüchtern	100 bis 120 mg/dl
Blutzucker 1 bis 2 Stunden nach Frühstück	160 bis 180 mg/dl
Harnzucker, Aceton	negativ
HbA1c	etwa 3 bis 6,5 Prozent
HbA1	etwa 5 bis 8 Prozent
Hypoglykämien	selten
Schwere Hypoglykämien	vermeiden

der Vermeidung zu hoher Blutzuckerwerte oder des Koma verbunden sind. Sie können durch die gute Diabeteseinstellung auch belastende und schwere Hypoglykämien vermeiden. Dieser weitere unmittelbare Vorteil einer guten Diabeteseinstellung gilt besonders für insulinbehandelte Diabetiker, die auch schwere Unterzuckerungen haben können. Er gilt für manche tablettenbehandelte Diabetiker, die allerdings nur selten schwere Hypoglykämien bekommen können.

Zur guten Diabeteseinstellung gehören ebenso auch normale Ergebnisse bei weiteren wichtigen Untersuchungen. Der Zuckerstoffwechsel kann aktuell mit den Blutzuckerwerten beurteilt werden, die Sie als Diabetiker selbst untersuchen können (Seite 29); nahe an der Norm liegende Blutzuckerwerte sind das Ziel der Behandlung. Auch die Harnzuckerausscheidung können Sie selbst regelmäßig überprüfen, um festzustellen, ob der Harn zuckerfrei ist (Seite 31). Ihr Arzt kann den HbA1c-Wert (Seite 36) oder den HbA1-Wert kontrollieren, um die durchschnittliche Blutzuckerlage der letzten Wochen zu beurteilen. Ein günstiger HbA1c-Wert und nicht zuviele, vor allem keine schweren Hypoglykämien – das charakterisiert eine gute Diabeteseinstellung.

3

Selbstkontrolle und ärztliche Untersuchung

Werte, die Sie kennen müssen

Die wichtigsten Untersuchungen zur Beurteilung der aktuellen Stoffwechsellage sind Blutzuckerkontrollen, Harnzuckeruntersuchungen, der Test auf Aceton im Urin und die Kontrolle des Körpergewichts. Diese Untersuchung können Sie selbst durchführen. Lernen Sie die Möglichkeiten der Selbstkontrolle kennen!

Ein umfassendes Diabetes-Untersuchungsprogramm umfaßt viele wichtige Untersuchungen, die von Ihnen selbst oder dem Arzt durchgeführt werden können. Sie selbst können Ihr Körpergewicht, den Blutdruck, den Blutzucker, den Harnzucker und das Aceton messen. Ihr Arzt wird regelmäßig den HbA1c-Wert und die Blutfette untersuchen.

Der Arzt wird Sie auch regelmäßig auf mögliche Diabeteskomplikationen untersuchen, die an Augen, Nieren, Nervensystem, Herz und Gefäßen sowie an Füßen und Beinen auftreten können. Die Ergebnisse der regelmäßigen Vorsorgeuntersuchungen sollten in den »Diabetiker-Vorsorgepaß« oder den »Gesundheits-Paß Diabetes« (Seite 109) eingetragen werden. Besorgen Sie sich Ihren Vorsorgepaß, um Ihr persönliches Vorsorgeprogramm planen und kontrollieren zu können.

Die Stoffwechsel-
selbstkontrolle

Die gute Diabeteseinstellung kann nur durch eine flexible Behandlung erreicht werden. Denn der Alltag des Menschen ist nicht gleichmäßig, sondern abwechslungsreich. Darauf kann und sollte man mit der Diabetesbehandlung flexibel reagieren.

Die Stoffwechselselbstkontrolle hilft dabei. Durch tägliche Kontrollen des Blutzuckers und der Harnzuckerausscheidung kann sich der Diabetiker orientieren und feststellen, wie sein Zuckerstoffwechsel reagiert. Die Möglichkeit zur Stoffwechselselbstkontrolle ist damit eine der größten Fortschritte für die Diabetesbehandlung.

Nehmen Sie sich Zeit dazu, Ihre Stoffwechselselbstkontrolle zu erlernen. Als geübter Diabetiker benötigen Sie im Alltag für vier Stoffwechselselbstkontrollen kaum mehr als 15 Minuten. Das ist kein Zeitverlust, sondern ein Gewinn für die erfolgreiche Diabeteseinstellung!

Blutzuckerselbstkontrolle

Mit der Blutzuckerselbstkontrolle können Sie die aktuelle Blutzuckerhöhe überprüfen und sich wie mit einer »Momentaufnahme« ein Bild über Ihre momentane Blutzuckersituation machen.

Zunächst nehmen Sie sich selbst einen Blutstropfen ab. Für eine schmerzarme Blutentnahme gibt es Stechhilfen mit spitz geschliffenen Lanzetten (Seite 30). Damit können Sie sich das Blut seitlich aus der Fingerbeere oder auch aus dem Ohrläppchen abnehmen. Der an der Fingerspitze hängende Blutstropfen kann ohne Probleme auf einen Teststreifen aufgebracht werden.

Zur Blutzuckerbeurteilung gibt es viele geeignete Teststreifen, die sich nach Benetzung mit Blut verfärben. Sie können den Blutzuckerwert gut abschätzen, wenn Sie die Verfärbung mit den Farbwerten vergleichen, die auf der Verpackung der Teststreifen aufgedruckt sind. Wenn Sie eine Farbsehschwäche oder eine Sehbehinderung haben, müssen Sie ein Blutzuckertestgerät verwenden.

Die Blutzuckertestgeräte geben die Ergebnisse mit einer digitalen Anzeige wieder und täuschen damit eine Genauigkeit vor, die nicht gegeben ist. Diabetiker ohne Farbsehschwäche oder Sehbehinderung erreichen mit dem eigenen Auge, also mit dem visuellen Farbvergleich, in der Regel ebenso gute Blutzuckerschätzungen wie unter Verwendung eines Test-

Für die tägliche Selbstkontrolle Ihrer Zuckerwerte benötigen Sie nur wenig Zeit

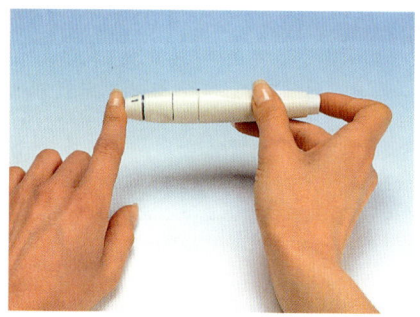
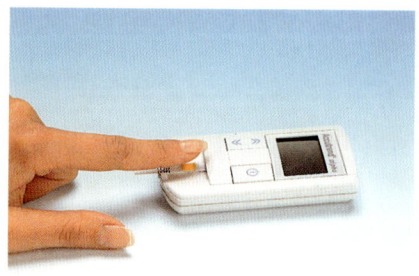
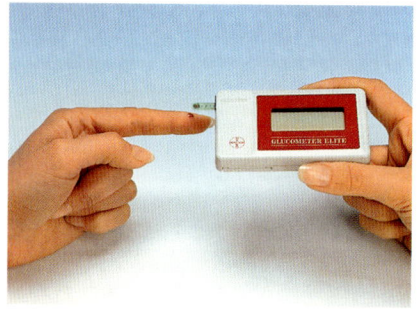
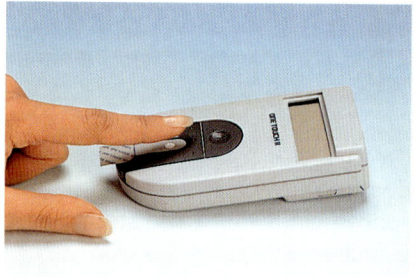

Zur Blutentnahme gibt es Stechhilfen, mit einem solchen Gerät sollte man sich seitlich in die Fingerbeere stechen. Der Teststreifen wird mit einem Bluts- *tropfen benetzt. Der Teststreifen kann mit Blutzuckertestgeräten oder durch einen visuellen Farbvergleich abgelesen werden.*

gerätes. Diese Überlegungen sollen Sie aber nicht davon abhalten, auf Wunsch den Blutzucker auch mit einem Testgerät zu überprüfen. Beide Methoden, die visuelle Ablesung des Ergebnisses und die Beurteilung des Blutzuckers mit Hilfe eines Testgerätes, sind gut zur Blutzuckerselbstkontrolle geeignet.

Schreiben Sie die Ergebnisse Ihrer Blutzuckerselbstkontrolle immer gleich in Ihr Diabetiker-tagebuch oder Protokollheft. Dazu gehören auch Beobachtungen und Ereignisse Ihres Alltags, die den Blutzucker verändern können, etwa vermehrte körperliche Belastung durch Sport, das Vergessen oder Auslassen einer

Praktische Tips zur Blutzuckerselbstkontrolle

- Überprüfen Sie regelmäßig das Haltbarkeitsdatum Ihres Teststreifens.
- Schützen Sie die Teststreifen vor Feuchtigkeit und vor direktem Sonnenlicht.
- Vermeiden Sie Kälte und Überhitzung der Teststreifen. Eine Umgebungstemperatur zwischen 18 und 35° C ist günstig.
- Benutzen Sie zum Farbvergleich immer die Originalpackung, aus der Ihr Teststreifen stammt.
- Halten Sie sich exakt an die Regeln der Gebrauchsanweisung.
- Lesen Sie bei Tageslicht oder bei guter Beleuchtung ab.

Zwischenmahlzeit oder eine Unterzuckerung. Wenn Sie Eintragungen aufschieben oder vergessen, werden Sie bald merken, daß die Blutzuckerselbstkontrolle wenig hilft und nicht zu den wichtigen Konsequenzen führt. Ihr Arzt, der Ihr Tagebuch bei jeder Untersuchung sehen möchte, bekommt nicht die notwendigen Informationen darüber, wie sich Ihr Blutzucker im Alltag verhält und wie die weitere Behandlung zu planen ist.

Der wichtigste Teil der Blutzuckerselbstkontrolle besteht in der Reaktion auf die Meßwerte. Besprechen Sie mit Ihrem Arzt, wie Sie selbst im Alltag aktuell und richtig reagieren können. Es kann sein, daß Sie bei sehr hohen Blutzuckerwerten mehr Insulin spritzen müssen, es kann aber auch sein, daß Sie bei wiederholt erhöhten Blutzuckerwerten Ihre Behandlung grundsätzlich überdenken und anpassen sollten. Auch immer wieder auftretende niedrige Blutzuckerwerte sollten zu Konsequenzen in der Behandlung führen.

Harnzuckerselbstkontrolle

Die Harnzuckerbestimmung ist einfach. Man taucht einen Teststreifen kurz in ein Gefäß mit Urin oder hält ihn in den Harnstrahl. Nach der Vorschrift für den Teststreifen kann auf einer mitgelieferten Farbskala festgestellt werden, ob sich eine

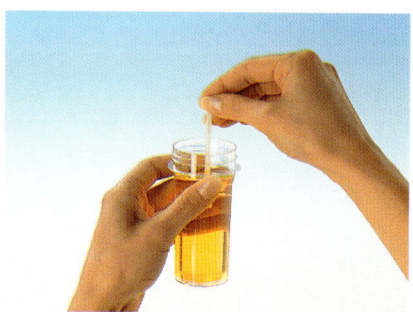

1. Tauchen Sie den Teststreifen in den Urin.

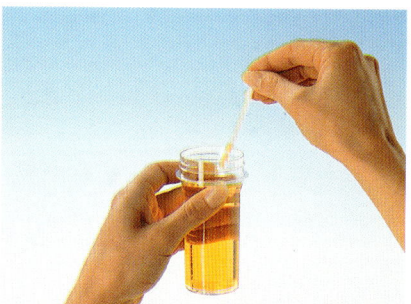

2. Lassen Sie den Teststreifen am Rand des Gefäßes abtropfen.

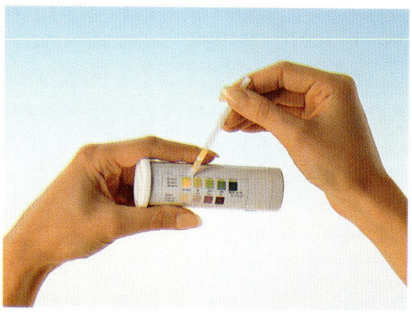

3. Bei zuckerfreiem Urin verfärbt sich der Teststreifen nicht.

Farbveränderung ergeben hat. Normalerweise ist der Harn zuckerfrei; auf dem Teststreifen findet man keine Farbveränderungen. Eine Farbverfärbung zeigt zunächst grundsätzlich an, daß Zucker im Harn enthalten ist. Eine stärkere Verfärbung bedeutet auch einen höheren Zuckergehalt im Harn. Es ist aber nicht möglich, über die Verfärbung des Harnzuckerteststreifens die genaue Harnzuckermenge zu bestimmen. Erst recht ist es nicht möglich, aus der Harnzuckerselbstkontrolle auf aktuelle Blutzuckerwerte zu schließen.

Die Ergebnisse der Harnzuckermessungen geben Hinweise, lassen aber keine exakten Rückschlüsse zu. Die Harnzuckerselbstkontrolle kann die Blutzuckerselbstkontrolle nicht ersetzen. Für viele Diabetiker ist aber mit der Harnzuckerselbstkontrolle das gewünschte Ziel erreichbar. Denn viele Typ-II-Diabetiker sollten als Ziel ihrer Kontrolle einen zuckerfreien Urin anstreben. Benutzen Sie die Teststreifen nach der mitgelieferten Empfehlung. Tragen Sie immer die Ergebnisse in Ihr Diabetiker-Tagebuch oder Protokollheft ein und besprechen Sie die Konsequenzen aus den Meßwerten am besten regelmäßig mit Ihrem Arzt.

Acetonbestimmung im Urin

Die Acetonbestimmung im Urin ist dann erforderlich, wenn der Verdacht auf eine schwere Stoffwechselentgleisung besteht oder wenn eine Entgleisung kontrolliert werden soll. Mit dem Acetontest werden die Abbauprodukte des Fettstoffwechsels überprüft, die nur bei sehr schlechter Stoffwechselsituation – und in Ausnahmen beim Fasten – vermehrt entstehen und ausgeschieden werden.

Die Testung auf Aceton ist einfach. Mit Verwendung der Teststreifen kann man leicht feststellen, ob Aceton im Urin ausgeschieden wird. Testen Sie Ihren Urin dann auf Aceton, wenn Sie den Verdacht auf eine schlechte Stoffwechselsituation haben, beispielsweise bei fieberhaften Infekten, bei Übelkeit oder Erbrechen und Bauchschmerzen, bei wiederholt erhöhten Blutzuckerwerten über 200 mg/dl, bei einer Harnzuckerausscheidung von mehr als zwei Prozent oder wenn Sie Insulinpumpenträger sind und auch nur ein geringer Verdacht auf eine Stoffwechselentgleisung besteht.

Individuelle Ratschläge zur Selbstkontrolle

Der Aufwand bei der Stoffwechselselbstkontrolle lohnt sich immer dann, wenn Sie aus den Ergebnissen auch Konsequenzen ziehen können. Danach richtet sich das individuelle Testprogramm, über das Sie mit Ihrem Arzt entscheiden sollten. Nicht jeder Diabetiker muß täglich viermal den Blutzucker messen oder an jedem Tag zweimal die Urinzuckerausscheidung überprüfen, um Stoffwechselentgleisungen erkennen und behandeln zu können.

Typ-I-Diabetiker mit einer intensiven Insulintherapie (Seite 70) müssen häufig am Tag Blutzuckerkontrollen durchführen. Ihr Testprogramm ist am umfangreichsten.

Typ-II-Diabetiker mit einer konventionellen Insulintherapie (Seite 71), sollten mindestens zweimal am Tag, nämlich vor jeder Insulininjektion, den Blutzucker überprüfen. Wenn Typ-II-Diabetiker keine Blutzuckerselbstkontrollen durchführen wollen, sollten sie auf jeden Fall die Harnzuckerausscheidung überprüfen und dazu den »frischen Urin« kontrollieren. Ein »frischer Urin« wird gewonnen, indem man die Blase entleert, ein Glas Wasser trinkt und eine

Wie häufig Selbstkontrollen durchgeführt werden sollten, richtet sich nach der Art der Behandlung

33

Viertelstunde später den neu produzierten Urin untersucht. Dieser Urin ist dann zuckerhaltig, wenn gerade auch zu dieser Zeit die Blutzuckerwerte erhöht sind; der »frische« Urin bietet Hinweise auf die »aktuelle« Blutzuckersituation.

Typ-II-Diabetiker, die kein Insulin spritzen und die mit Diät allein oder mit Diät und blutzuckersen-

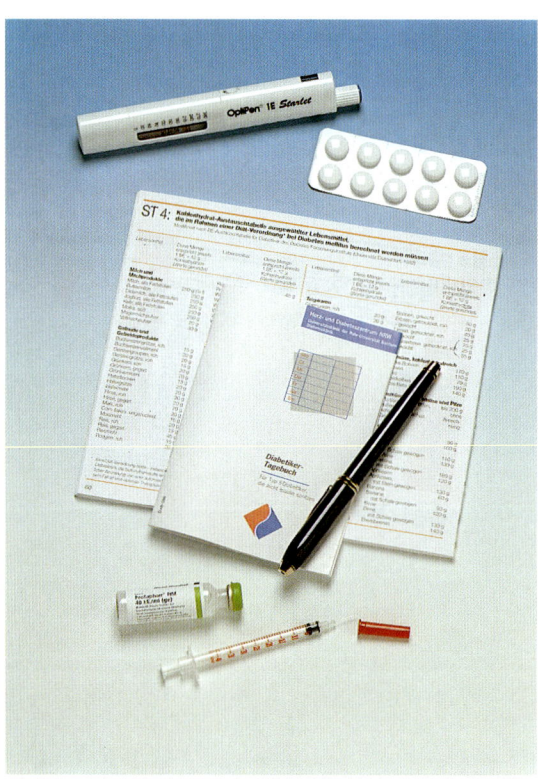

kenden Tabletten ihren Stoffwechsel erfolgreich führen, sollten auch regelmäßige Kontrollen des Stoffwechselverlaufs durchführen. Sie können die Harnzuckerausscheidung oder die Blutzuckerkonzentration prüfen.

Typ-II-Diabetiker sollten immer auch Blutzuckerkontrollen beherrschen und durchführen, wenn sie in besondere Situationen geraten.

Für Ihr persönliches Testprogramm benötigen Sie Materialien, die Ihnen Ihr Arzt verschreiben oder vermitteln kann. Falls Sie nicht mehr gut sehen können, kann er Sie auch mit einer Bescheinigung über eine Störung der Sehkraft bei der Beschaffung eines Blutzuckertestgerätes unterstützen. Ein ärztliches Attest kann zur Kostenübernahme durch die Krankenkassen beitragen.

Die Protokollhefte für die Ergebnisse der Stoffwechselselbstkontrolle werden von verschiedenen pharmazeutischen Firmen hergestellt, vielleicht hat auch Ihr Diabetesarzt oder Ihre Diabetesfachklinik eigene Protokollhefte, die Sie benutzen können.

Protokollieren Sie die Ergebnisse Ihrer Stoffwechselselbstkontrolle und besprechen Sie die Konsequenzen regelmäßig mit Ihrem Arzt.

Individuelle Selbstkontrolle

Typ-I-Diabetiker mit intensiver Insulintherapie

Tägliche Selbstkontrolle

- Blutzucker viermal am Tag
- Vor jeder Insulininjektion oder Hauptmahlzeit und vor dem Zubettgehen

In besonderen Situationen

- Bei Krankheiten, vermehrter körperlicher Belastung oder Zeichen der Unterzuckerung (Hypoglykämie, Seite 74) im Abstand von zwei bis drei Stunden bis zur Besserung der Blutzuckerwerte
- Bei Acetonausscheidung im Urin und hohen Blutzuckerwerten alle zwei bis drei Stunden, bis kein Aceton mehr nachweisbar ist.

Typ-II-Diabetiker mit Insulintherapie

- Blutzuckerkontrolle täglich vor jeder Insulininjektion
- Alternativ Harnzuckerkontrolle im »frischen Urin« (Seite 33) täglich vor jeder Insulininjektion

Typ-II-Diabetiker ohne Insulintherapie

Diabetiker mit Diätbehandlung allein

- Harnzucker- oder Blutzuckerkontrolle zwei- bis dreimal pro Woche, ein bis zwei Stunden nach dem ersten Frühstück

Diabetiker mit Diät und blutzuckersenkenden Tabletten

- Harnzucker oder Blutzucker möglichst täglich, mindestens zwei- bis dreimal pro Woche, ein bis zwei Stunden nach dem ersten Frühstück

Regelmäßige ärztliche Untersuchungen

Die Stoffwechselselbstkontrolle ist ein großer Fortschritt für die Diabetiker, die so ihren Diabetes im Alltag viel besser und selbständig führen können. Aber auch bei erfolgreicher Stoffwechselselbstkontrolle sind regelmäßige ärztliche Kontrollen unabdingbar. Allerdings müssen Sie Ihren Arzt nicht mehr so häufig aufsuchen wie in der Zeit, in der Sie keine Stoffwechselselbstkontrolle durchgeführt haben.

Ergebnisse der Selbstkontrolle besprechen

Bei jeder ärztlichen Untersuchung ist Ihr Protokollheft oder Diabetikertagebuch wichtig. Besprechen Sie mit Ihrem Arzt die Ergebnisse Ihrer Stoffwechselselbstkontrolle und die Konsequenzen daraus. Ihr Arzt braucht neben dieser Orientierung vielleicht eine aktuelle Untersuchung des Blutzuckers oder der Harnzuckerausscheidung. In größeren Abständen wird er weitere wichtige Werte, zum Beispiel den HbA1c-Wert, ermitteln.

HbA1c im Abstand von drei Monaten

Der HbA1c-Wert ist der entscheidende Meßwert, mit dem die durchschnittliche Diabeteseinstel-

lung beurteilt werden kann. Mit »HbA1c« wird der Teil des Hämoglobins (Hb), des Farbstoffes in den roten Blutkörperchen, bezeichnet, der sich dauerhaft mit Traubenzucker verbunden hat. Dieses sogenannte Zuckerhämoglobin stellt gewissermaßen ein Blutzuckergedächtnis dar, das Auskunft über die durchschnittliche Diabeteseinstellung der letzten sechs bis acht Wochen vor der Untersuchung gibt. Je länger und je öfter der Blutzucker in diesen Wochen erhöht war, um so mehr Hämoglobin konnte sich mit Traubenzucker verbinden. Sie sollten Ihren HbA1c-Wert regelmäßig, etwa vierteljährlich, durch Ihren Arzt untersuchen lassen.

Vorsorgeuntersuchungen

Natürlich sollte auch der Blutdruck bei jeder ärztlichen Konsultation, mindestens aber einmal im Quartal, untersucht werden. Wenn Sie erhöhte Blutfettwerte haben, wird der Arzt einmal im Quartal Ihre Blutfettwerte bestimmen.

Jährliche Kontrollen der Augen, der Nierenfunktion, des Nervensystems, der Füße, des Herzens und des Gefäßsystems sind für jeden Diabetiker wichtig, sie gehören zu einem konsequenten Vorsorgeprogramm (Seite 107). Wenn Ihr Arzt oder Ihr Augenarzt beginnende oder fortschreitende Veränderungen und Diabeteskomplikationen feststellt, dann sind solche Vorsorgeuntersuchungen auch häufiger als einmal im Jahr nötig. So wird Ihr Augenarzt entscheiden, wie häufig weitere Kontrollen zu empfehlen sind, um den Zeitpunkt für den Einsatz der richtigen Behandlung erkennen zu können.

Grundlage für ein erfolgreiches Vorsorgeprogramm und für regelmäßige ärztliche Allgemeinunter-

suchungen sind ein »Diabetiker-Vorsorgepaß« oder ein »Gesundheits-Paß Diabetes« (Seite 109).

Jeder Diabetiker sollte sich seinen Vorsorgepaß besorgen, er sollte sein Vorsorgeprogramm mit Hilfe des Vorsorgepasses aktiv mit planen und damit auch seinen Arzt um die notwendigen Untersuchungen bitten. Der Gesundheits-Paß Diabetes ist sicher das beste Mittel zur Beteiligung jedes Diabetikers an der persönlichen Vorsorge in allen Phasen der Zuckerkrankheit.

Beurteilung des HbA1c-Werts

HbA1c	HbA1	Beurteilung
3–6%	5–8%	Normalbereich für Nichtdiabetiker
3–6%	5–8%	labormäßig normale Einstellung für Diabetiker – wünschenswert in der Schwangerschaft, sonst Vorsicht: Hypoglykämiegefahr!
6–7%	8–9%	gute Diabeteseinstellung
7–8%	9–10%	befriedigende Diabeteseinstellung
über 8%	über 10%	unbefriedigende Diabeteseinstellung

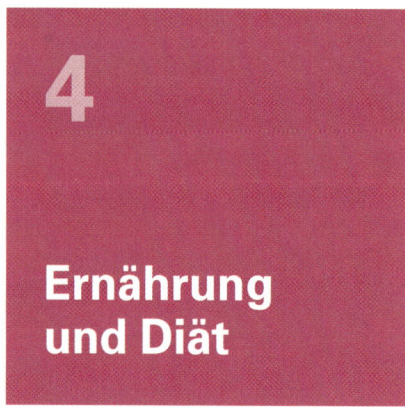

Ernährung und Diät

Gesund genießen

Für eine erfolgreiche Diabetes-behandlung unter allen Alltags-bedingungen kann und muß der Diabetiker seine Ernährung mit wirksamen Medikamenten kombi-nieren und in der Wirkung kontrol-lieren. Die richtige Ernährung, wie sie auch alle Menschen ohne Dia-betes anstreben sollten, gehört für jeden Diabetiker zur erfolgreichen Behandlung.

Diät für Diabetiker bedeutet dabei nicht, was oft versprochen wird oder was viele Diabetiker sich erhoffen, nämlich »ganz normal zu essen«. »Ganz normal« ist heute leider nicht mehr ein gesunder Genuß, wie es sich viele gleich-zeitig wünschen. »Normal essen« heißt heute bei vielen Menschen eher, unüberlegt zuviel und Fal-sches zu essen. Eine richtige und gesunde Ernährung für jedermann oder eine Diät für Diabetiker bedeu-tet dagegen, gerne und gut über-legt das Richtige in der notwendi-gen Menge zu essen und zu trinken.

Unser Wissen darüber, was in der Ernährung für jedermann und natürlich auch für Diabetiker richtig oder falsch, gesund oder schädlich ist, ist in den vergangenen Jahr-zehnten gewachsen. Neue Er-kenntnisse und Erfahrungen über die geeignete Ernährung für Diabe-tiker sind auch in Zukunft zu erwar-

Wichtiges aus der Ernährungslehre

Allgemeine Ernährungsprinzipien

- Gesunde, überlegte Ernährung
- Bedarfsgerechte Energiezufuhr
- Günstiges Verhältnis von Kohlenhydraten, Eiweiß und Fett
- Bevorzugung langsam aufnehmbarer Kohlenhydrate
- Vermehrte Ballaststoffzufuhr
- Geeignete Fettauswahl

Zum Verständnis der richtigen und gesunden Ernährung sind einige Grundkenntnisse nötig. Der Organismus des Menschen erhält mit der Nahrung die Energie, die er zum Aufbau und Betrieb der Zellen und Organe benötigt. Mit Hilfe der zugeführten Energie, die wir mit Kalorien bemessen, kann der Organismus die Lebensprozesse aufrecht erhalten. Die ausgewogene Zufuhr der drei Grundnährstoffe – Kohlenhydrate, Eiweiß und Fett – ist die Grundlage dafür.

Fette als Energielieferanten

Fette sind besonders energiereiche Nahrungsbestandteile. Ein Gramm Fett liefert 9 Kalorien (kcal) oder 39 Joule (kJ). Fette werden mit dem Blut zu den verschiedenen Organen transportiert, wo sie entweder gleich verbraucht oder – wenn nicht sofort benötigt – im Fettgewebe gespeichert werden.

Das Nahrungsfett dient also vor allem als Kalorienträger. Nahrungsfette enthalten aber häufig auch lebenswichtige Vitamine. Die wichtigsten fettreichen Nahrungsmittel sind Butter, Schmalz, Speck und Öl. In allen tierischen Nahrungsmitteln kommt Fett vor.

Menschen mit einer zu fettreichen Kost können also an Gewicht

ten. Heute haben alle Diabetiker die Möglichkeit, sich in jeder Situation richtig zu ernähren. Ihre Diät soll gesund, ausgewogen und vollwertig sein. Dazu gehören als allgemeine Grundlagen eine individuell bedarfsgerechte Energiezufuhr, ein relativ hoher Anteil an Kohlenhydraten in der Ernährung, ausreichend viel Ballaststoffe, relativ wenig Eiweiß, wenig Fett und wenig Cholesterin, Fette mit einem hohen Teil an mehrfach ungesättigten Fettsäuren, ausreichend Vitamine und Mineralstoffe sowie wenig Salz.

zunehmen und dadurch auf zwei Wegen – durch die übermäßige Fettzufuhr und durch das Übergewicht – die Arteriosklerose, die Erkrankung der großen Blutgefäße (Seite 86), begünstigen. Besonders ungünstig ist in diesem Zusammenhang die überhöhte Aufnahme von sogenannten gesättigten Fettsäuren, zum Beispiel in zuviel Fleisch oder Wurst. Hoch ungesättigte Fettsäuren, die in pflanzlichen Ölen und bestimmten Margarinesorten enthalten sind, haben dies Risiko nicht; Fette mit einem hohen Anteil an hoch ungesättigten Fett-

säuren sollten deshalb vor allem von den Menschen bevorzugt werden, die eine Fettstoffwechselstörung oder andere Stoffwechselstörungen wie zum Beispiel einen Diabetes haben.

Eiweiß für den Stoffwechsel

Die mit der Nahrung zugeführten Eiweiße (Proteine) stellen die unentbehrlichen Bausteine für die Neubildung körpereigener Eiweißstoffe zur Verfügung. Das Eiweiß in der Nahrung dient als Rohmaterial für den Aufbau von Zellsub-

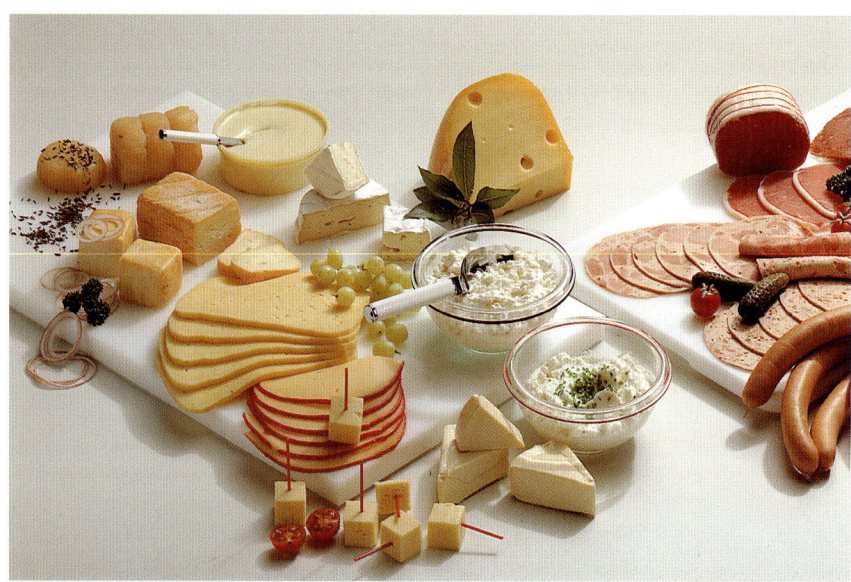

Decken Sie Ihren Eiweißbedarf am besten mit fettarmen Milchprodukten. Bei Wurst sollten Sie die mageren Sorten bevorzugen.

stanz und Bluteiweiß, von Enzymen und Hormonen.

Eiweiß ist aus Aminosäuren aufgebaut. Der Organismus benötigt viele verschiedene Aminosäuren. Für die eigene Bildung solcher Aminosäuren sind ihm aber enge Grenzen gesetzt. Vor allem die Aminosäuren, die nicht im Organismus hergestellt werden können, müssen in der Nahrung in ausreichender Menge vorhanden sein. Deshalb darf in einer gesunden und richtigen Ernährung der Eiweißanteil nicht zu gering sein.

Die richtigen Kohlenhydrate

Die für die menschliche Ernährung wichtigen Kohlenhydrate nehmen wir vor allem mit pflanzlichen Nahrungsstoffen zu uns. Kohlenhydrate sind Zuckerstoffe, sie sind besonders in stärkehaltigen und zuckerhaltigen Nahrungsmitteln wie Kartoffeln, Obst, Gemüse, Brot und allen Getreideprodukten und Nährmitteln enthalten. Auch Zucker selbst ist ein Kohlenhydrat. Zucker in reiner Form sollte von Diabetikern allerdings nur in begrenzten Mengen genossen werden.

Aus der Stärke und dem Rohrzucker unserer Nahrungsmittel entstehen während der Verdauungsvorgänge Traubenzucker, die Glukose, und Fruchtzucker, die Fruktose; beides sind sogenannte Einfachzucker. Zusammengesetzte Zucker sind Rohrzucker (zum Beispiel im Haushaltszucker), Malzzucker (zum Beispiel im Bier) und Milchzucker (zum Beispiel in der Milch).

Ballaststoffe sind wichtig

Ballaststoffe sind den Kohlenhydraten zuzurechnen. Sie sind in Pflanzenbestandteilen wie Zellulose, Quellstoffen und Pektinen enthalten. Im Gegensatz zu anderen Kohlenhydraten wie zum Beispiel Stärke können sie nicht im Darm aufgespalten und verdaut und deshalb auch nicht vom Organismus verwertet werden.

Durch diese Unverdaulichkeit und durch ihre Quellwirkung wird die günstige Wirkung der Ballaststoffe auf den Blutzuckerverlauf von Diabetikern begründet. Ballaststoffe sind außerdem hilfreich bei einer gestörten Verdauung. Sie haben einen hohen Sättigungswert, da sie wegen ihrer großen Masse auch eine bessere Magenfüllung zur Folge haben. Ballaststoffhaltige Nahrungsmittel sind zum Beispiel alle Getreideprodukte, Salate,

Energiegehalt der Nährstoffe

- 1 Gramm Fett
  = 9 Kalorien (kcal)
- 1 Gramm Eiweiß
  = 4 Kalorien (kcal)
- 1 Gramm Kohlenhydrate
  = 4 Kalorien (kcal)
- 1 Gramm Alkohol
  = 7 Kalorien (kcal)

Gemüse, Hülsenfrüchte und Beerenobst. Ballaststoffe machen die Ernährung wertvoll. Die tägliche Ballaststoffzufuhr sollte 30 bis 40 Gramm betragen.

Sogenannte Mikronährstoffe

Vitamine, Salze und Spurenelemente gehören zu jeder Ernährung. Man bezeichnet diese Nahrungsbestandteile neuerdings als Mikronährstoffe. Die Mikronährstoffe sind unverzichtbar für alle normalen Lebensfunktionen.

Bei den üblichen Ernährungsgewohnheiten in Deutschland ist kaum ein Vitaminmangel zu erwarten. Nur in extremen Situationen, beispielsweise bei sehr radikalen Maßnahmen zur Gewichtsabnahme oder bei der gelegentlich im Alter beobachteten ungenügenden Nahrungszufuhr, können auch einmal Vitaminmangelzustände auftreten, die aber durch die Zufuhr von Vitaminpräparaten behandelt und verhindert werden können.

Alkohol

Alkohol ist weder ein Nährstoff noch ein Nahrungsmittel, Alkohol ist eigentlich ein »Gift«. Deshalb kann man Alkohol und alkoholische Getränke nicht direkt empfehlen.

Diese Zurückhaltung für Jedermann wird für Diabetiker noch erweitert: Vor allem bei Diabetikern mit einer Insulinbehandlung kann Alkohol dazu führen, daß Unterzuckerungszustände (Hypoglykämien) eher, häufiger oder stärker auftreten.

Übergewichtige Diabetiker müssen außerdem bedenken, daß Alkohol viel Energie liefert (1 Gramm rund 7 Kalorien) und die gewünschte Gewichtsabnahme nicht unterstützen kann. Beim Genuß von Alkohol sollten Diabetiker deshalb noch überlegter handeln als Nichtdiabetiker und die Hinweise über einen vernünftigen Umgang mit Alkohol beachten (Seite 49).

Der »durchschnittliche« Bedarf

Der Energiebedarf des Menschen, also seine täglich notwendige Kalorienmenge, hängt von vielen unterschiedlichen Bedingungen ab. Alter, Geschlecht, aktuelles Gewicht, die körperliche Arbeit und belastende Lebensbedingungen bestimmen den aktuellen Kalorienbedarf.

Die einzelnen Grundnährstoffe tragen unterschiedlich zur täglichen Energiezufuhr bei. Kohlenhydrate sollten einen relativ hohen Anteil daran haben und etwa 45 bis 50 Prozent der täglichen Energiezufuhr ausmachen. Für einen Tageskostplan mit 2000 Kalorien bedeutet dies, daß 900 bis 1000 Kalorien durch Kohlenhydrate geliefert werden müssen. Diese 900 bis 1000 Kalorien sind in 225 bis 250 Gramm Kohlenhydraten enthalten. Das sind nun nicht 225 bis 250 Gramm Nahrungsmittel, sondern oft eine wesentlich gewichtigere Nahrungsmittelmenge. Denn die Kohlenhydrate machen in den Nahrungsmitteln auch nur einen Teil aus. So sind 225 bis 250 Gramm Kohlenhydrate in etwa einem Pfund Brot oder in über 3 Pfund Kartoffeln enthalten. Natür-

lich ist dies nicht der »durchschnittliche» Bedarf des Menschen im täglichen Verzehr an Brot oder Kartoffeln.

In einer gesunden und richtigen Ernährung ist der Fettanteil eher niedrig zu veranschlagen. Bei günstigen Nährstoffverhältnissen machen alle Fette etwa 30 bis 35 Prozent der Tageskalorienmenge aus. Besonders die nicht so günsti-

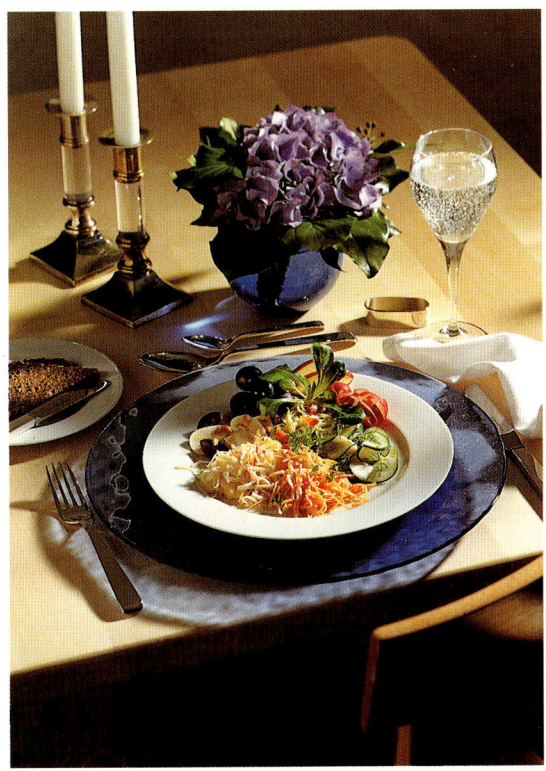

Ein schön gedeckter Tisch, entspannte Atmosphäre und Muße lassen das Essen zum Genuß werden.

gen gesättigten Fettsäuren sollten unter 10 Prozent der Energiezufuhr des Tages liegen, während die günstigen, mehrfach ungesättigten Fettsäuren, zum Beispiel aus pflanzlichen Ölen, über 10 Prozent der täglichen Energiezufuhr ausmachen sollten.

Der Ballaststoffbedarf ist nicht genau bekannt. Sicher nehmen wir im Durchschnitt eher zu wenig Ballaststoffe zu uns. Die täglich empfohlene Ballaststoffmenge beträgt 30 bis 40 Gramm, sie ist durch Bevorzugung von Getreideprodukten, Vollkornprodukten, Salaten, Gemüsen und Hülsenfrüchten zu erreichen.

Richtig berechnen!

Um den Forderungen nach einer bedarfsgerechten Kost gerecht zu werden, muß man im praktischen Ernährungsalltag die Nahrungsmittel auch berechnen oder richtig abschätzen.

Für die Berechnung fetthaltiger Lebensmittel gibt es Tabellen, in denen der Gesamtfettgehalt eines Lebensmittels angegeben ist. Damit sind auch sogenannte versteckte Fette erfaßt, die in vielen tierischen Nahrungsmitteln, wie etwa in Wurst, Fleisch, Fisch und Milchprodukten nicht leicht erkannt wer-

den können. Vermeiden Sie zuviel von solcherart »verstecktem Fett«, indem Sie fettarme Fleischsorten, fettarme Wurstangebote, fettarme Fischsorten und fettarme Käsesorten auswählen.

Der Anteil der Kohlenhydrate in der Ernährung sollte höher sein als allgemein üblich. Dazu sollten vor allem langsam verwertbare Kohlenhydrate und ballaststoffreiche Nahrungsmittel verwendet werden. Die Kohlenhydrate, die in den einzelnen Nahrungsmitteln enthalten sind, können nach Gramm oder nach sogenannten Broteinheiten, nach BE, berechnet werden. Die Abkürzung BE stammt von dem Begriff der Broteinheit, kann aber auch als Berechnungseinheit verstanden werden.

Die Hilfsrechengröße BE gibt es schon seit Jahrzehnten. Die noch gültige Diätverordnung, die die Herstellung und das Angebot diätetischer Lebensmittel regelt, legt 12 Gramm Kohlenhydrate als Maß für eine BE zugrunde. Auch wenn man in Zukunft die BE als 10 Gramm Kohlenhydrate (unter Ausschluß von Ballaststoffen) definieren sollte, wird dies nicht viel an den tatsächlichen Nahrungsmittelmengen ändern. Denn seitdem man den Ballaststoffanteil in Nahrungsmitteln messen kann, kann man diese unverwertbaren Kohlenhydrate auch mitberechnen und mitberücksichtigen.

Für Diabetiker kommt es vor allem darauf an, sich an ein und dieselbe Tabelle zu halten, in der die kohlenhydrathaltigen Nahrungsmittel nach einer Berechnungsweise beurteilt werden. Richten Sie sich nach Ihrer BE-Tabelle und wechseln Sie nicht zwischen verschiedenen Tabellen hin und her!

Nach Geschmack austauschen

In den Kohlenhydrataustauschtabellen oder BE-Tabellen sind die kohlenhydrathaltigen Nahrungsmittel in Gruppen aufgeführt. Diese Gruppen umfassen jeweils Nahrungsmittel, die in ihrer Wirkung auf den Blutzucker vergleichbar sind. So führen Kartoffeln oder Getreideprodukte zu einem vergleichbaren Blutzuckeranstieg, sofern die verzehrte Nahrungsmittelmenge auch die gleiche Kohlenhydratmenge enthalten hat. Eine Berechnungseinheit Kartoffeln, also 12 Gramm Kohlenhydrate in 80 Gramm Kartoffeln, führen zu einem vergleichbaren Blutzuckeranstieg wie eine Berechnungseinheit Brot, also 12 Gramm Kohlenhydrate in etwa 25 Gramm Brot.

Nahrungsmittel, die in den Austauschtabellen in einer Gruppe aufgeführt werden, kann man also

Diätberatung und Diätplan

Die richtige und gesunde Ernährung oder Diät ist eine sehr individuelle Sache, für die jeder Einzelne eine Beratung und seinen eigenen Plan braucht. Jeder Diabetiker sollte sich von seinem Arzt oder von der Diätassistentin eine Beratung und einen individuellen Diätplan erbitten. Sie können sich aber auch bei Ihrer Krankenkasse nach Möglichkeiten für eine Diätberatung erkundigen. Die Kosten für die Diätberatung übernehmen die Krankenkassen. Diätberatungen oder Hinweise für eine gesunde Ernährung sind dann ohne großen Wert, wenn sie nicht mit einem individuellen Diätplan verbunden sind.

Praktische Tips

miteinander austauschen. Dagegen führen Nahrungsmittel aus verschiedenen Gruppen zu unterschiedlichen Reaktionen des Blutzuckers, sie können nicht ohne weiteres gegeneinander ausgetauscht werden. So ist es nicht dasselbe, wenn man etwa Obst gegen Milch austauscht, obwohl die gleiche Kohlenhydratmenge – zum Beispiel 1 BE oder 12 Gramm Kohlenhydrate – in den Austauschtabellen angegeben wird. Obst enthält fast nur diese Kohlenhydrate, während Milch daneben noch Eiweiß und Fett enthält und dadurch auch mehr Energie.

Auf die Gewürze kommt es an!

Sicherlich lieben Sie in Ihren Mahlzeiten auch den besonderen Geschmack und die persönliche Note. Dazu können Sie mit Gewürzen beitragen. Ihr Motto sollte dabei sein: Nicht zuviel salzen, gekonnt würzen, richtig süßen.

Am besten benutzen Sie zum Würzen frische Küchenkräuter: Basilikum, Beifuß, Bohnenkraut, Borretsch, Dill, Estragon, Fenchel, Ingwer, Kerbel, Kresse, Lavendel, Liebstöckel, Majoran, Meerrettich, Petersilie, Pimpinelle, Rosmarin, Salbei, Schnittlauch, Thymian,

Zurückhaltung beim Salzen

- Verwenden Sie kein zusätzliches Salz im Haushalt.
- Verzichten Sie auf Lebensmittel, deren Geschmack mit Kochsalz »verbessert« wurde, zum Beispiel Erdnüsse, Salzstangen, Pommes frites.
- Verzichten Sie besser auf Lebensmittel in Dosen.
- Verzichten Sie auf Lebensmittel, die mit Kochsalz konserviert sind.
- Kochsalzersatz ist Geschmacksache, aber durchaus eine Alternative.
- Vermeiden Sie Gewürzmischungen wie beispielsweise Flüssigwürze, gekörnte Brühe oder Aromat. Gewürzmischungen enthalten Salz.
- Geben Sie Mineralwässern mit einem niedrigen Natriumgehalt den Vorzug.

Zitronenmelisse. Pikante Gewürze sind Anis, Cayenne-Pfeffer, Chili, Curry, Koriander, Kümmel, Lorbeer, Minze, Muskat, Nelke, Paprika, Pfeffer, Piment, Safran, Senfkörner, Vanille, Wacholder, Zimt.

Richtig süßen!

Untersuchungen an gut behandelten Typ-I-Diabetikern haben gezeigt, daß tägliche Zuckermengen von 20 bis 30 Gramm, verteilt über verschiedene Mahlzeiten, den Blutzucker nicht wesentlich erhöhen. Manche Diabetiker haben fälschlicherweise für sich davon abgeleitet, nun Zucker in jeder Menge und jederzeit zu sich nehmen zu können. Nach wie vor gilt natürlich, daß zuviel Nahrungszucker zu einem zu raschen und zu hohen Blutzuckeranstieg führt. Deshalb ist bei der Auswahl und Menge des Zuckers in den verschiedenen Nahrungsmitteln auch weiterhin Zurückhaltung und Überlegung nötig.

Zum Süßen stehen Ihnen verschiedene Süßstoffe zur Verfügung, die kalorienfrei sind. Süßstoffe erhöhen den Blutzucker nicht. Die meisten handelsüblichen Süßstoffe sind Mischungen aus Zyklamat und Saccharin. Nahrungsmittel, die Süßstoffe enthalten,

Süßstoffe und Zuckeraustauschstoffe

- Süßstoffe sind zum Beispiel: Acesulfam K, Aspartam, Cyclamat, Saccharin
- Zuckeraustauschstoffe sind zum Beispiel: Fruchtzucker, Isomalt, Mannit, Sorbit, Xylit

tragen einen entsprechenden Hinweis.

Süßstoffe sind nicht gesundheitsschädlich. Frühere Vermutungen sind durch zahlreiche umfangreiche Untersuchungen widerlegt worden. Deshalb können Sie Süßstoffe in fester Form, als Süßstofftabletten oder als Süßstofflösung in Flaschen verwenden. Auch Nichtdiabetiker verwenden Süßstoffe zum Süßen von Speisen und Getränken.

Auch Zuckeraustauschstoffe können zum Süßen verwendet werden. In Diabetiker-Bonbons und Diabetiker-Drops, die als »zuckerfrei« deklariert werden, ist der ursprünglich enthaltene Traubenzucker durch Sorbit ersetzt. Solche Bonbons enthalten 96 Prozent Sorbit, sie sind zwar »zucker-

47

Was in die Küche des Diabetikers gehört

- Diätplan und Austausch-tabellen
- Küchenwaage und mehrere Meßbecher
- Kunststoffbeschichtete Pfannen und Töpfe, Römer-topf, Dampfdrucktopf
- Aluminiumfolie, Backfolie

frei«, aber nicht frei von Kohlen-hydraten. Denn Zuckeraustausch-stoffe sind Kohlenhydrate, die allerdings wesentlich weniger und wesentlich langsamer den Blut-zucker erhöhen als Haushalts-zucker.

Vor allem Sorbit, aber auch die anderen Zuckeraustauschstoffe können manchmal schon in kleinen Mengen genossen zu Blähungen und anderen Beschwerden im Magen-Darm-Bereich führen.

Küchenwaage und Meßbecher verwenden!

In jeden Diabetikerhaushalt gehört eine Küchenwaage zum Abwiegen der festen Nahrungsmittel. Diese Waage sollte das Gewicht auf

5 Gramm genau angeben können. Für Flüssigkeiten verwenden Sie am besten Meßbecher mit einer Grammeinteilung und mit einer Kubikzentimetereinteilung (ccm). Auch Löffel und Tassen können Sie als Maß verwenden, wenn Sie am Anfang mit der Waage genau den Inhalt festgestellt haben.

Überlegt einkaufen!

Wie gesund, abwechslungsreich, wohlschmeckend und wertvoll Ihr Essen ist, hängt auch vom bewuß-ten Einkauf der Lebensmittel ab. Im übrigen können Sie dabei auch noch Kosten sparen.

Es ist nicht erwiesen, daß Dia-betiker wegen ihrer besonderen Ernährungsbedingungen teurer le-ben als Nichtdiabetiker. Durch ei-nen geschickten Einkauf können Sie viel sparen. So können Sie die erhöhten Kosten bei der Wahl ma-gerer Fleischsorten leicht ausglei-chen, indem Sie auf Sonderange-bote achten.

Die richtigen Getränke für Diabetiker

Bei der Auswahl Ihrer Getränke müssen Sie deren Gehalt an Koh-lenhydraten und an Energie, also an Kalorien beachten.

Ohne Anrechnung können Sie Wasser, Mineralwasser, Diabetiker-Limonaden, Cola light, Kaffee oder Tee ohne Zusatz trinken. Unter Anrechnung des Kohlenhydratgehalts und des Kaloriengehaltes sind Milch, Joghurt, frisch gepreßte Fruchtsäfte, Diabetikerfruchtsäfte und Diabetikerfruchtsaftgetränke sowie Diabetikerobstdicksäfte begrenzt möglich.

Für Diabetiker ungeeignet sind mit Zucker gesüßte Fruchtsaftgetränke, Obstdicksäfte, Limonaden, Cola-Getränke, Südweine, Süßweine, Liköre, handelsübliche Sektsorten und alle Biersorten sowie gesüßte Aperitifs.

Alkohol kann für Diabetiker genauso schädlich sein wie für Nichtdiabetiker. Bei Diabetikern kommen zusätzliche Möglichkeiten einer Schädigung hinzu: Denn insulinbehandelte Diabetiker können nach Alkoholgenuß eine schwerere Hypoglykämie bekommen.

Der vernünftige Umgang mit alkoholischen Getränken

• Trinken Sie Alkohol nur, wenn dies ohne Gefahr für Ihre Gesundheit ist.
• Wählen Sie für Diabetiker »geeignete« alkoholische Getränke ohne hohen Kohlenhydratanteil.

• Trinken Sie Alkohol nur in kleinen Mengen, nicht mehr als täglich höchstens zwei übliche Portionen in einem für das Getränk üblichen Glas.
• Trinken Sie nie Alkohol auf den leeren Magen.
• Denken Sie an den Energiegehalt von Alkohol.
• Wenn Sie Alkohol trinken: Nie gleichzeitig auf kohlenhydrathaltige Nahrungsmittel verzichten.

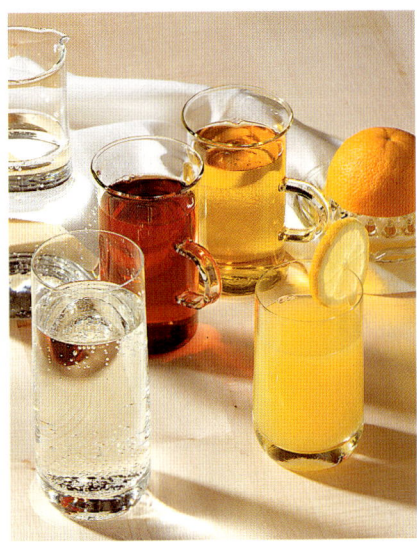

Wasser, Tee oder Diabetiker-Limonaden können ohne Anrechnung des Kohlenhydratgehaltes getrunken werden, bei frisch gepreßten Fruchtsäften muß der Kalorien- und Kohlenhydratgehalt angerechnet werden.

Tips für Ihren Einkauf

- Achten Sie auf frische Produkte. Wählen Sie einheimische Obst- und Gemüsesorten und Produkte der Saison.
- Kaufen Sie nur ein, was Sie wirklich brauchen.
- Denken Sie beim Einkauf der Lebensmittel immer an Ihren Ernährungsplan und Ihre Ernährungsempfehlungen.
- Überprüfen Sie bei verpackten Lebensmitteln das aufgedruckte Mindesthaltbarkeitsdatum.
- Beachten Sie die Angaben auf dem Etikett. So können Sie Lebensmittel gezielt nach ihrem Fettgehalt oder nach der Fettzusammensetzung aussuchen.
- Kaufen Sie, wenn nötig, »kalorienarme« Produkte.

Gewichtsabnahme durch Verhaltensänderung

Verhaltensforscher haben nicht nur Gründe für die Störung der inneren Sättigungsregulation bei übergewichtigen Menschen gefunden, sondern auch Empfehlungen zur Gewichtsabnahme erarbeitet. Es gibt viele praktische Tips dazu (Bücher, die weiterhelfen, Seite 152). Hinter den guten Empfehlungen stehen Überlegungen zur realistischen Selbstkontrolle. Wenn man sich zum Beispiel immer nur kleine erreichbare Ziele vornimmt, dann kann man durchaus auch einmal von einem vorgefaßten Plan abweichen, ohne damit die guten Vorsätze aufzugeben. Das Prinzip der kleinen Schritte führt eher zum Erfolg als der Wunsch, mit einer einmaligen gewaltigen Anstrengung das Verhalten zu ändern und alles wieder gutzumachen, was zuvor lange Zeit nicht gelungen ist. Versuchen Sie, Ihre guten Vorsätze nach diesem Prinzip zu erarbeiten, und seien Sie schon bei kleinen Erfolgen zufrieden, ohne damit die nächsten kleinen Schritte zu versäumen!

Vegetarisch essen

Diabetiker, die sich vegetarisch ernähren wollen, können ebenso problemlos wie Ovo-Lacto-Vegeta-

50

Die »Anstatt-Tabelle« für Gewichtsbewußte

Anstatt zuviel Kalorien	Besser weniger Kalorien
250 g Vollmilch	250 g Buttermilch
1 Tasse Brühe, Markklößchen	1 Tasse Brühe, Gemüseeinlage
20 g Butter oder Margarine	20 g Fitmargarine
50 g Camembert 50 % Fett i.Tr.	50 g Camembert 30 % Fett i.Tr.
30 g Kalbsleberwurst	30 g Geflügelleberwurst
30 g Mettwurst	30 g Deutsches Corned Beef
30 g Salami	30 g Lachsschinken
150 g Bratwurst (1 Stück)	150 g Hähnchenschlegel
50 g Erdnüsse	50 g Gurken oder Tomaten
Coca Cola	Cola light
2 Bier am Abend	1 Bier in der Woche
Täglich Kuchen	Einmal wöchentlich Kuchen

rier oder Lacto-Vegetarier leben. Diese Vegetarier verzichten auf Fleisch, nehmen aber Eier (»Ovo«) und Milch (»lacto«) zu sich.

Veganer lehnen dagegen sämtliche tierischen Produkte ab und verzichten auf Fleisch, Eier, Milch und Milchprodukte. Diese Prinzipien können schon ohne Diabetes gefährlich sein, denn den Veganern droht eine ungenügende Versorgung mit lebensnotwendigen Nahrungsbestandteilen; vor allem bei Kindern oder Schwangeren. Beim Diabetes ist eine vegane Kost nicht zu empfehlen.

5

Bewegung und Sport

Muskelarbeit gehört zur Therapie

Im Stoffwechsel des Menschen spielen die Muskeln eine wichtige Rolle. Die Muskulatur speichert Traubenzucker als Reservezucker; sie gibt aus dem Speicher bei Bedarf wieder Traubenzucker ab. Diese Vorgänge verlaufen rasch. Sie werden durch Insulin gesteuert, und sie dienen dazu, eine konstante Blutzuckerkonzentration aufrecht zu erhalten. Bei Diabetikern ist diese Regulation gestört, weil es an Insulin mangelt oder die Zellen nicht richtig auf Insulin ansprechen.

Unter diesen Voraussetzungen ist es verständlich, daß körperliche Bewegung, Sport und jede andere Art von Muskelarbeit eine wichtige Rolle in der umfassenden Behandlung sowohl des Typ-I- als auch Typ-II-Diabetikers spielen.

Bei Typ-I-Diabetikern und auch bei insulinbehandelten Typ-II-Diabetikern kann verstärkte Muskelarbeit zu Hypoglykämien führen. Muskelarbeit und Sport müssen deshalb bei der Behandlung dieser Diabetiker besonders berücksichtigt werden.

Für Typ-II-Diabetiker ohne Insulinbehandlung stellen Muskelarbeit, körperliche Bewegung und sportliche Aktivität eine wichtige Behandlungsmöglichkeit dar. Denn Muskelarbeit kann wesentlich dabei

Stoffwechsel-reaktionen bei Muskelarbeit

helfen, die beim Typ-II-Diabetes vorliegende Insulinresistenz abzubauen und so auch die Blutzuckerwerte zu verbessern.

Für alle Diabetiker, für Typ-I-Diabetiker ebenso wie für Typ-II-Diabetiker, sind also körperliche Bewegung, Muskelarbeit und auch Sport besonders zu empfehlen. Alle Diabetiker müssen dazu aber auch einige wichtige Regeln kennen.

Besonders die sporttreibenden Diabetiker müssen gut geschult sein und ihre Möglichkeiten zu einer weiterhin erfolgreichen Diabetestherapie beim Sport richtig einsetzen können.

Wenn die Muskulatur arbeitet, benötigt und verbraucht sie mehr Energie als in Ruhe. Dazu dient die Glukose, die die Muskulatur aus dem Blut aufnimmt. Beim Nichtdiabetiker ist der Ablauf klar: Wenn die Muskulatur mehr Glukose aus dem Blut verbraucht, wird weniger Insulin als sonst ausgeschüttet. Dadurch wird es möglich, daß aus dem Speicherzucker, aus dem Glykogen der Leber, Glukose freigesetzt und neugebildet wird und daß auch andere Energielieferanten wie die Fettsäuren eingesetzt werden können.

Beim insulinbehandelten Diabetiker ist diese Feinabstimmung

Kein Sport bei schlechter Einstellung

Nicht immer wirkt Muskelarbeit blutzuckersenkend. Denn immer dann, wenn schon vorab kaum noch Insulin vorhanden ist oder wenn als Zeichen dafür der aktuelle Blutzuckerwert sehr stark erhöht ist und wenn sogar Aceton im Urin ausgeschieden wird, wird

durch Muskelarbeit weniger Glukose abgebaut und mehr Speicherzucker freigesetzt, der Blutzucker steigt sogar an. Deshalb sollten Diabetiker bei sehr hohen Blutzuckerwerten, zum Beispiel bei Werten über 240 mg/dl und bei Acetonausscheidung im Urin, solange keinen Sport treiben und sich nicht vermehrt körperlich belasten, bis sie diese schlechte Situation durch eine konsequente Insulinbehandlung ausgeglichen haben.

nicht möglich. Auch hier verbraucht die arbeitende Muskulatur Glukose aus dem Blut. Da das Insulin aber schon gespritzt wurde und der Organismus nicht mit einer Senkung der Insulinmenge reagieren kann, kann die Leber auch nicht genügend Speicherzucker freisetzen, eine Hypoglykämie ist möglich.

Nur wenn die Muskeln kräftig arbeiten, läßt sich eine positive Wirkung erzielen

Insulinbehandelte Diabetiker müssen selbst dafür sorgen, daß sie bei vermehrter Muskelarbeit keine Hypoglykämie erleben. Sie müssen dazu vor einer geplanten körperlichen Belastung oder vor Beginn des Sports weniger Insulin spritzen und so schon vorab auf den erwarteten Mehrverbrauch von Glukose reagieren.

Eine wirkliche körperliche Leistung wirkt!

Die günstige Wirkung der körperlichen Bewegung und Muskelarbeit bei Typ-II-Diabetikern und die beachtenswerte blutzuckersenkende Wirkung von Muskelarbeit bei Typ-I-Diabetikern sind nur möglich, wenn auch wirkliche Muskelarbeit und wirkliche körperliche Leistung erbracht werden.

Tätigkeiten wie Spazierengehen, leichte Gymnastikarbeit oder normale Hausfrauenarbeit führen

dann nicht zu solchen Konsequenzen, wenn dies gewohnte Tätigkeiten sind, die im gewohnten Maß erfolgen. Erst wenn die Muskulatur mehr als üblich arbeitet, wenn also mehr körperliche Bewegung als sonst geleistet wird oder wenn regelmäßig Sport betrieben wird, kommt es auch zu den beschriebenen positiven Effekten. Die Muskeln müssen wirklich kräftig arbeiten, man muß in der Regel auch bei kühlerer Umgebungstemperatur ins Schwitzen geraten, um die Wirkung der vermehrten Muskelarbeit zu erzielen.

Muskelarbeit – Säule der Behandlung bei Typ-II-Diabetes

Für Typ-II-Diabetiker stellt gesteigerte Muskelarbeit einen wesentlichen Teil der Behandlung der Zuckerkrankheit dar. Bei Typ-II-Diabetikern kann man anstelle des Insulins getrost die blutzuckersenkenden Tabletten setzen, die entweder die Freigabe körpereigenen Insulins anregen oder die in ihrer Wirkung auf noch vorhandenes körpereigenes Insulin angewiesen sind. Aber auch bei Typ-II-Diabetikern kann Muskelarbeit nicht schon fehlendes Insulin ersetzen. Bei Typ-II-Diabetikern hilft die Muskelarbeit jedoch, die sehr häufig bestehende Insulinresistenz abzubauen. Der besondere Vorteil des Behandlungsprinzips »Muskelarbeit« ist es, daß der Diabetiker selbst die zusätzliche Belastung steuern, daß er sich darauf vorbereiten und daß er das Angenehme mit dem Nützlichen verbinden kann – denn Sport macht Spaß!

Allerdings sollten gerade Typ-II-Diabetiker vor dem Neubeginn mit Sport unbedingt ihren Arzt fragen, ob es nicht auch Bedenken gegen eine zu starke Muskelbelastung gibt. Solche Bedenken können durch andere Krankheiten begründet sein, zum Beispiel durch eine Durchblutungsstörung des Herzmuskels oder der Beine oder durch eine diabetische Neuropathie der Beine mit der Gefahr der Entwicklung zum diabetischen Fuß. Ihr Arzt kann Ihnen auch sagen, welche Sportarten den gewünschten Behandlungseffekt bei Typ-II-Diabetes erwarten lassen.

Wieviel sportliche Leistung ist sinnvoll?

Die wichtigste Antwort lautet: An erster Stelle soll Sport Spaß machen.

Entscheiden Sie selbst darüber, welche Sportart Ihnen gefällt oder mit welcher Intensität Sie Ihrem Sport nachgehen wollen. Für den Sport gibt es eine alte Faustregel, nach der die Leistung an der Zahl der erreichten Pulsschläge gemessen wird. Diese »Pulsregel« besagt, daß die Zahl der Pulsschläge pro Minute während eines Ausdauertrainings um die Zahl der Lebensjahre unter dem Wert von 180 liegen sollte.

Ein 65jähriger Typ-II-Diabetiker sollte danach während des Ausdauertrainings auf eine Pulsfrequenz von bis zu 115 Schlägen pro Minute kommen. Diese Belastung entspricht etwa einer Anstrengung von der Hälfte der maximalen körperlichen Leistungsfähigkeit. Damit wird also angestrebt, daß man sich zwar belastet, daß man sich aber nicht vollständig verausgabt.

Empfehlenswert ist es auch, mit dem Training dazu langsam zu beginnen und das Training erst allmählich zu steigern.

Viele geeignete Sport-
arten

Grundsätzlich kann jeder Diabetiker mit einer ausgeglichenen Stoffwechsellage sportlich aktiv sein.
Auch Typ-II-Diabetiker können
zwischen vielen geeigneten Sportarten auswählen. Berücksichtigen
Sie aber bei der Wahl Ihrer Sportart
bestimmte Voraussetzungen:
• Wählen Sie einen Sport, der
Ihrer augenblicklichen körperlichen
Verfassung angemessen ist.

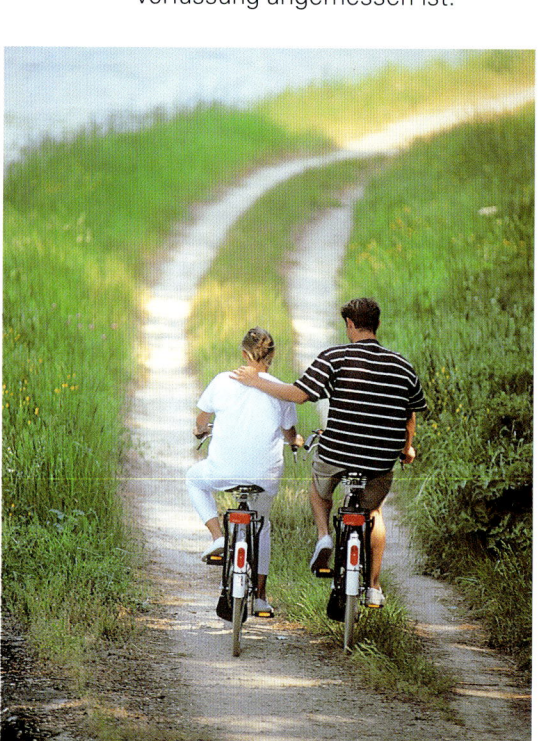

• Wählen Sie eher Sportarten mit
möglicher Dauerleistung als mit
notwendigen kurzfristigen Hochlei-
stungen, die den extremen Einsatz
aller Kräfte erfordern würden.
• Wählen Sie einen Sport, den Sie
regelmäßig, bei jedem Wetter und
zu jeder Jahreszeit ausüben können.
• Wählen Sie Sportarten, die ohne
großen Aufwand an Geräten oder
an besonderen Trainingsmöglich-
keiten durchführbar sind.
   Diese Voraussetzungen und
auch der Vorteil, daß Sport zu Kon-
takten und zur Geselligkeit beiträgt,
werden von einer ganzen Reihe
von Sportarten erfüllt, zum Beispiel
Turnen, Laufen, Gymnastik, Mannschaftsspiele, Radfahren, Wintersport.

Sammeln Sie Ihre Erfahrungen!

Besonders als Typ-I-Diabetiker
oder als insulinspritzender Typ-II-
Diabetiker müssen Sie Ihre persönlichen Erfahrungen mit dem Sport
und mit vermehrter körperlicher
Aktivität machen. Es gibt keine all-
gemeingültigen Regeln, aber eine
Reihe wichtiger Tips, wie man sich

Radfahren ist eine für Diabetiker
günstige Sportart, und macht
gemeinsam noch mehr Spaß.

56

Wie wär's mit einer Radtour?

● Radfahren bietet einen hohen Trainingseffekt und ist eine für Diabetiker gut geeignete Sportart.

● In der Gemeinschaft macht Radfahren besonders Spaß, und im Notfall finden Sie helfende Freunde.

● Kontrollieren Sie vor, während und nach dem Sport regelmäßig Ihre Blutzuckerwerte. Nehmen Sie alles mit, was Sie dazu brauchen.

● Planen Sie bei längeren Radtouren regelmäßige Pausen für Zwischenmahlzeiten ein. In den Pausen können Sie auch Ihre Blutzuckerkontrollen durchführen.

● Vor einer längeren Radtour sollten Sie Ihre Insulinmenge deutlich veringern, um Hypoglykämien zu vermeiden. Wie weit das Insulin gesenkt werden muß, müssen Sie erproben, kontrollieren und erfahren.

● Die Alternative: Vor der Radtour vermehrt kohlenhydrathaltige Nahrungsmittel essen! Diese sogenannten »Sport-BE« sind bei längerdauernder körperlicher Belastung zwischendurch zu empfehlen.

● Nehmen Sie sich für die Radtour genügend Traubenzucker, weitere »Sport-BE« und Proviant für Ihre vorgesehenen Mahlzeiten mit.

● Auch noch viele Stunden nach Abschluß der sportlichen Aktivität können Hypoglykämien auftreten. Deshalb sollten Sie nach dem Sport häufiger als sonst Blutzuckerkontrollen durchführen. Bei sehr langdauernden Radtouren müssen Sie vielleicht auch mit der darauffolgenden Insulininjektion vorsichtig sein und die Insulinmenge verringern.

Hochleistungssport?

In Deutschland gibt es eine Sektion der IDAA, der International Diabetic Athletes Association, in der sich Leistungssportler, die Diabetiker sind, treffen. Die IDAA ist die Interessensvertretung sporttreibender Diabetiker, in der auch Freizeitsportler bei den Sportveranstaltungen willkommen sind.

Trotz des Erfolgs dieser engagierten sporttreibenden Diabetiker sollte man keinen verallgemeinernden Rat zum Leistungssport oder zum Hochleistungssport geben. Insulinspritzende Diabetiker sollten eher keinen extremen Hochleistungssport betreiben, weil die Probleme und Gefahren zu groß werden können.

Probleme können in der Sicherung der Stoffwechselsituation liegen. Gefahren bestehen durch die nicht immer vermeidbare totale Erschöpfung, die oft zum Hochleistungssport gehört. Natürlich müssen andere schwere Krankheiten ausgeschlossen sein, bevor sich Diabetiker mit dem Gedanken an Hochleistungssport näher beschäftigen können.

als insulinbehandelter Diabetiker im Sport verhalten muß, um Hypoglykämien zu vermeiden und um weiterhin seine Stoffwechsellage ausgeglichen zu halten.

Sie sollten Ihre körperliche Bewegung und Ihren Sport nach Ihrem Trainingszustand planen und dabei die Dauer, die Stärke der Belastung und die Art des Sports bedenken. Dies ist für die Anpassung Ihrer Behandlung wichtig. Denn als Typ-I-Diabetiker können und sollten Sie schon vor einer geplanten sportlichen Belastung – zum Beispiel vor einer längeren Fahrradtour – die Insulinmenge senken. Je länger Sie sportlich aktiv sind und je ausgeprägter die Belastung dabei ist, um so mehr müssen Sie die vorherige Insulinmenge reduzieren, um so mehr müssen Sie eventuell aber auch zusätzliche Kohlenhydratmengen zuführen. Die Tips für eine längere Fahrradtour (Seite 57) gelten sinngemäß auch für viele andere Ausdauersportarten.

6

Die Behandlung mit Insulin

Vor allem für Typ-I-Diabetiker

Der Typ-I-Diabetes ist durch einen bleibenden Insulinmangel gekennzeichnet. Typ-I-Diabetiker müssen sich daher lebenslang Insulin spritzen, um gesund bleiben zu können. Aber auch diejenigen Typ-II-Diabetiker, deren Insulinproduktion nach vielen Krankheitsjahren stark nachgelassen hat, müssen dann ihre bisherige Behandlung mit Insulin ergänzen. Die Zahl der insulinspritzenden Diabetiker steigt; zur Zeit spritzen sich in Deutschland rund 200.000 Typ-I-Diabetiker und rund 600.000 Typ-II-Diabetiker Insulin.

Die Entdeckung und Einführung des Insulins im Jahr 1922 ist einer der größten Fortschritte der Medizin im 20. Jahrhundert. Seitdem können Diabetiker ihren Stoffwechsel weitgehend normalisieren und nahezu normale Blutzuckerwerte erreichen. Dazu müssen sich insulinbehandelte Diabetiker einige praktische Fähigkeiten (Seite 66) aneignen. Sie müssen lernen, die Insulinbehandlung ihrer persönlichen Lebenssituation anzupassen.

Ein gesunder erwachsener Mensch benötigt, bildet und verbraucht pro Tag etwa 30 bis 40 Einheiten Insulin, damit ist sein Stoffwechsel ausgeglichen. Etwa soviel Insulin müssen sich Typ-I-Diabetiker täglich spritzen. Typ-II-Diabetiker benötigen dagegen meist weniger Insulin, da sie immer noch etwas, wenn auch zu wenig, eigenes Insulin produzieren können.

Früher wurde Insulin nur aus den Bauchspeicheldrüsen von Rindern oder Schweinen gewonnen. Heute ist das Humaninsulin die Grundlage für die verschiedenen Insulinpräparate. Dieses Insulin entspricht in der Zusammensetzung dem Insulin des Menschen. Zum Teil wird Humaninsulin noch chemisch aus Schweineinsulin hergestellt. Die meisten Humaninsuli-ne werden inzwischen mit Hilfe spezieller Bakterien oder Hefepilze auf biologischem Weg gentechnologisch hergestellt.

Weil Insulin ein Eiweißstoff ist, unterliegt es der Verdauung. Wenn man Insulin schlucken würde, würde es wie andere Eiweißstoffe im Magen und Darm verdaut und damit weitgehend unwirksam gemacht. Deshalb muß Insulin gespritzt werden. In aller Regel spritzen Diabetiker ihr Insulin unter die Haut (subkutan) in das Fettgewebe, das unter der obersten Hautschicht liegt.

Umfangreiches Angebot an Insulinpräparaten

Es gibt heute sehr viele Insulinpräparate. Damit ist es möglich, jedem Diabetiker sein individuelles Insulin herauszusuchen.

Die über 90 in Deutschland verfügbaren Insulinpräparate lassen sich nach ihrer Wirkung und nach ihren Einsatzmöglichkeiten in drei Gruppen unterteilen: in Normalinsuline, Verzögerungsinsuline und Mischinsuline.

Das große Angebot an Insulinpräparaten macht es möglich, bei jedem insulinbehandelten Diabetiker eine auf den persönlichen Bedarf abgestimmte Behandlung durchzuführen.

Die verschiedenen Insulintypen

Normalinsuline

Normalinsuline sind Präparate mit einer kurzen Wirkung. Die Normalinsuline entsprechen weitgehend der Wirkung des menschlichen Insulins im Stoffwechsel von Gesunden. Die Wirkung des Normalinsulins tritt etwa 15 bis 30 Minuten nach der Injektion unter die Haut ein. Die Wirkungsdauer des unter die Haut gespritzten Normalinsulins liegt zwischen 4 und 8 Stunden; wenn weniger Normalinsulin gespritzt wird, ist sie eher kürzer, bei größeren Normalinsulinmengen maximal 8 Stunden lang.

Wegen des verzögerten Eintritts der Wirkung sollte ein Abstand zwischen Spritze und nachfolgendem Essen gehalten werden. Dieser sogenannte Spritz-Eß-Abstand beträgt bei Normalinsulin im Durchschnitt 10 bis 20 Minuten, unter besonderen Behandlungsbedingungen kann man den Spritz-Eß-Abstand verlängern oder verkürzen.

Verzögerungsinsuline

Die Insuline dieser Gruppe haben eine längere Wirkungsdauer. Dies wird durch Zusatz von Substanzen zum Normalinsulin erreicht, welche den Übertritt des Insulins aus dem Unterhautfettgewebe in die Blutbahn verzögern und verlängern.

Verzögerungsinsuline wirken zwischen 10 und 16 bis maximal 24 Stunden. Die unterschiedliche Wirkungsdauer hängt zum Teil auch von der jeweiligen Insulinmenge ab, die gespritzt wurde. Da der Wirkungseintritt nach Injektion von Verzögerungsinsulin später erfolgt, sollte der Spritz-Eß-Abstand 30 bis 45 Minuten, unter Umständen auch noch mehr, betragen.

Mischinsuline

Wenn man Normalinsuline mit Verzögerungsinsulinen kombiniert, erhält man Mischinsuline. Im Handel gibt es Insuline mit festen Mischungsverhältnissen. Individuelle Veränderungen in der täglichen Insulindosierung sind nur möglich, wenn der Diabetiker sich selbst Normalinsulin und Verzögerungsinsulin »frei« miteinander mischt, um dadurch die Insulinbehandlung nach Bedarf gestalten zu können.

Für die feste Mischung durch die Industrie oder für die freie Mischung durch den Diabetiker selbst eignen sich besonders die sogenannten NPH-Insuline als Verzögerungsinsuline. NPH-Insuline lassen sich gut mit Normalinsulin

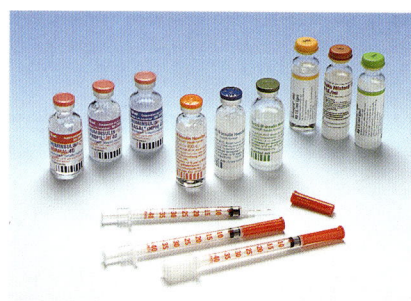

Benutzen Sie zur Injektion von U 40-Insulin immer die entsprechenden Insulinspritzen.

mischen, da sich die beiden Mischpartner nicht in ihrer Wirkung beeinflussen oder verändern. Die Mischungen sind langfristig stabil und in üblichen Insulinspritzen und Injektionshilfen zu verwenden.

40 oder 100 Einheiten Insulin pro Milliliter

Es gibt verschiedene Insulinkonzentrationen in den Angeboten der pharmazeutischen Industrie. So können die Insuline entweder 40 oder 100 E pro ml enthalten.

In Deutschland enthalten die meisten Insulinfläschchen, aus denen man das Insulin mit der Spritze aufzieht, 40 E Insulin pro ml; nach dem englischen Begriff für 40 E, nämlich »40 units«, werden diese Insuline auch als U 40-Insuline be-

zeichnet. Für die Pens (Seite 67), also für Injektionshilfen, und Insulinpumpen (Seite 69) gibt es dagegen Insuline mit 100 E Insulin pro ml, sogenannte U 100-Insuline. Der Unterschied der U 40-Insuline zu den U 100-Insulinen liegt in der Konzentration. In einem Milliliter eines U 100-Insulins ist die 2,5fache Insulinmenge enthalten wie in einem Milliliter eines U 40-Insulins.

Verwechslungen sind nicht möglich, wenn man stets die zusammengehörigen Utensilien benutzt: Die Insuline für Pens sind in speziell geformten schmalen Fläschchen abgepackt, die nur in diese Pens passen. Wichtig: Nie sollte man mit einer normalen Insulinspritze Insulin aus einem Fläschchen entnehmen, das zum Gebrauch im Pen vorgesehen ist.

Lagerung und Transport von Insulin

Insulin ist ein Eiweißstoff, es ist deshalb nur begrenzt haltbar. Die Haltbarkeitsdauer wird auf jedem Fläschchen und jeder Patrone vermerkt. Das Mindesthaltbarkeitsdatum bezieht sich auf eine vorschriftsmäßige Lagerung des Insulins bei 4 bis 8 °C.

Insuline für die Insulinspritzen (Beispiele)

Normalinsuline

Deutschland: Berlinsulin H Normal; H-Insulin Hoechst; Huminsulin Normal 40; Huminsulin Normal 100; Insulin Actrapid HM; Insulin Hoechst; Insulin S-Berlin-Chemie; Insulin S Hoechst; Insulin Velasulin Human; Insulin Velasulin MC

Österreich: Huminsulin Lilly Normal; Insuman Hoechst rapid

Schweiz: Insulin Hoechst-Rapid; Huminsulin Normal Lilly

Verzögerungsinsuline

Deutschland: Basal-H-Insulin Hoechst; Berlinsulin H Basal; Depot-Insulin Hoechst; Depot-Insulin S Hoechst; Huminsulin Basal (NPH) 40; Huminsulin Basal (NPH) 100; Insulin Insulatard Human; Insulin Insulatard MC; Insulin Lente MC; Insulin Monotard HM; Insulin Protaphan HM; B-Insulin S Berlin-Chemie; B-Insulin S.C. Berlin-Chemie; L-Insulin S.N.C. Berlin-Chemie; Insulin Ultralente MC; Insulin Ultratard HM

Österreich: Huminsulin Lilly Basal; Insuman Hoechst basal; Insulin Insulatard; Huminsulin Lilly Ultralong; Insulin Ultratard; Insulin Monotard

Schweiz: Insulin Hoechst-Basal; Huminsulin Basal Lilly; Huminsulin Long Lilly; Huminsulin Ultralong Lilly; Insulin Velosulin; Human Nordisk; Insulin Monotard HM Novo

Mischinsuline

Deutschland: Berlinsulin H 10/90; Berlinsulin H 20/80; Berlinsulin H 30/70; Berlinsulin H 40/60; Depot-H 15-Insulin Hoechst; Depot-H-Insulin Hoechst; Huminsulin Profil I 40; Huminsulin Profil I 100; Huminsulin Profil II 40; Huminsulin Profil II 100; Huminsulin Profil III 40; Huminsulin Profil III 100; Huminsulin Profil IV 40; Huminsulin Profil IV 100; Insulin Actraphane HM 30/70; Insulin Mixtard 30/70 Human; Insulin Mixtard 30/70 MC; Insulin Rapitard MC; Insulin Semilente MC; Komb-H-Insulin Hoechst; Komb-Insulin; Komb-Insulin S

Österreich: Human-Insulin Nordisk Mixtard; Huminsulin Lilly Profil; Insulin Novo Nordisk Mixtard; Insuman Hoechst komb

Schweiz: Huminsulin Profil Lilly; Insulin Actraphan HM Novo; Insulin Combitard Human Nordisk; Insulin Hoechst Komb; Insulin Imitard Human Nordisk; Insulin Mixtard Human Nordisk

Insuline für den Pen (Beispiele)

Normalinsuline

Deutschland: Berlinsulin H Normal Pen; H-Insulin 100 Hoechst für OptiPen; Huminsulin Normal für Pen; Insulin Actrapid HM NovoLet 3 ml; Insulin Actrapid HM Penfill 3 ml

Österreich: Huminsulin Lilly Normal; Insuman Hoechst rapid Optipen

Schweiz: Huminsulin Lilly Normal; Insulin Actrapid HM Novo Penfill; Insulin Hoechst Rapid

Verzögerungsinsuline

Deutschland: Basal-H-Insulin 100 Hoechst für OptiPen; Berlinsulin H Basal Pen; Huminsulin Basal (NPH) für Pen; Insulin Protaphan HM NovoLet 1,5 ml; Insulin Protaphan HM NovoLet 3 ml; Insulin Protaphan HM Penfill 1,5 ml; Insulin Protaphan HM; Penfill 3 ml

Österreich: Huminsulin Lilly Basal; Insuman Hoechst basal Optipen

Schweiz: Huminsulin Lilly Basal; Insulin Hoechst Basal; Insulin Protaphan HM Novo Penfill

Mischinsuline

Deutschland: Berlinsulin H 10/90 Pen; Berlinsulin H 20/80 Pen; Berlinsulin H 30/70 Pen; Berlinsulin H 40/60 Pen; Depot-H 15-Insulin Hoechst für OptiPen; Depot-H-Insulin Hoechst für OptiPen; Huminsulin Profil I für Pen; Huminsulin Profil II für Pen; Huminsulin Profil III für Pen; Huminsulin Profil IV für Pen; Insulin Actraphane HM 10/90 NovoLet 3 ml; Insulin Actraphane HM 20/80 NovoLet 3 ml; Insulin Actraphane HM 30/70 NovoLet 3 ml; Insulin Actraphane HM 40/60 NovoLet 3 ml; Insulin Actraphane HM 30/70 NovoLet 1,5 ml; Insulin Actraphane HM 10/90 Penfill 1,5 ml; Insulin Actraphane HM 20/80 Penfill 1,5 ml; Insulin Actraphane HM 30/70 Penfill 1,5 ml; Insulin Actraphane HM 40/60 Penfill 1,5 ml; Insulin Actraphane HM 50/50 Penfill 1,5 ml; Insulin Actraphane HM 10/90 Penfill 3 ml; Insulin Actraphane HM 20/80 Penfill 3 ml; Insulin Actraphane HM 30/70 Penfill 3 ml; Insulin Actraphane HM 40/60 Penfill 3 ml; Insulin Actraphane HM 50/50 Penfill 3 ml; Komb-H-Insulin 100 Hoechst für Optipen

Österreich: Huminsulin Lilly Profil (noch nicht registriert)

Schweiz: Huminsulin Lilly Profil; Insulin Actraphan HM Novo Penfill; Insulin Hoechst Komb

Insulin spritzen

Aktuell nicht benötigtes Insulin sollten Sie also im Gemüsefach oder Butterfach Ihres Kühlschranks aufbewahren, dort wird die vorgeschriebene Temperatur nicht unterschritten. Bei niedrigeren Temperaturen oder bei Frost kann das Insulin geschädigt werden und in der Wirkung nachlassen. Auch langdauernde starke Hitze und Temperaturen über 40 °C sollten vermieden werden.

Insulin, das im Gebrauch ist, muß nicht im Kühlschrank aufbewahrt werden. Solche Insulinfläschchen können bei Zimmertemperatur gelagert werden. Auf Reisen eignet sich das übliche Reisegepäck für den Transport dieses Insulins. Pens können ständig mitgetragen werden, weil normale Außentemperaturen dem aktuell benötigten Insulin nicht schaden.

Trennen Sie sich auf Reisen oder bei längerer Abwesenheit von zu Hause nie von Ihrem Insulin. Wenn Sie mehrmals täglich Insulin spritzen, sollten Sie nie ohne Ihre entsprechende Ausrüstung aus dem Hause gehen. Hierzu gehören nicht nur das Insulin und die Spritzen oder der Pen, sondern natürlich auch Testmaterialien zur Selbstkontrolle und Traubenzucker zur Behandlung von möglichen Unterzuckerungen.

Insulin in die Spritze aufziehen

Zur Vorbereitung der Insulininjektion müssen die Insuline, die in Fläschchen angeboten werden, in Plastikspritzen mit einer eingeschweißten Nadel und mit einer gut ablesbaren Skala aufgezogen werden. Solche Insulinspritzen können Sie mehrfach verwenden, wenn Sie sauber arbeiten und die Empfehlungen zum Aufziehen des Insulins beachten.

Verzögerungsinsuline und Mischinsuline sind meistens Suspensionen, die etwas trübe erscheinen. Solche Insulinfläschchen müssen vor dem Aufziehen vorsichtig geschwenkt oder zwischen den Händen gerollt werden, damit sich der Inhalt gut durchmischt. Spritzen Sie nach dieser Vorbereitung eine der benötigten Insulinmenge entsprechende Luftmenge in die Insulinflasche, damit in der Flasche ein leichter Überdruck entsteht. Ziehen Sie dazu den Spritzkolben Ihrer Spritze zunächst bis zur gewünschten Menge heraus, stechen Sie dann mit der Nadel durch den Gummistopfen des Insulinfläschchens und drücken Sie mit dem Spritzkolben die Luft in die Flasche. Nun können Sie Spritze und Flasche umdrehen und etwas mehr als die benötigte

Insulinspritzen können bei richtiger Handhabung mehrfach verwendet werden

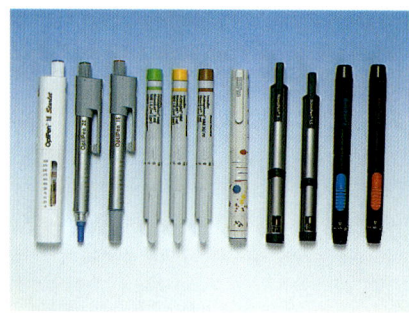

Es gibt viele verschiedene Injektions-hilfen, sogenannte Pens.

Insulinmenge aufziehen. Wenn in der Spritze Luftbläschen zu sehen sind, können Sie diese nach oben klopfen und zusammen mit dem überschüssigen Insulin in die Flasche zurückspritzen.

Die Technik der Insulininjektion

Spritzen Sie das Insulin in das Fettgewebe unter der Haut, ohne dabei in den Muskel zu treffen. Dazu hebt man am besten mit einer Hand eine Hautfalte ab, während man mit der anderen Hand den Einstich durchführt. Spritzen Sie nicht zu flach nur in die Oberhaut, sonst bilden sich leicht erhabene Stellen am Spritzort, die oft auch schmerzen.

Drücken Sie nun den Kolben der Spritze nach unten, damit das Insulin ins Unterhautfettgewebe

gelangen kann. Warten Sie danach einen kleinen Moment, bevor Sie die Nadel herausziehen, damit sich das Insulin im Gewebe verteilen kann.

Wenn sich nach der Injektion ein kleiner Blutstropfen an der Einstichstelle zeigt, ist dies ebenso harmlos wie ein kleiner blauer Fleck. Fließt dagegen immer wieder Insulin aus der Spritzstelle zurück, dann sollten Sie Ihre Technik ändern. Kippen Sie dazu die zunächst senkrecht eingestochene Nadel nach dem Einspritzen um 45 Grad ab, bevor Sie sie aus der Haut ziehen. Dadurch wird der Ausfluß verhindert.

Wenn Insulin zurückgeflossen ist, sollten Sie auf keinen Fall noch einmal etwas Insulin nachspritzen; man kann die ausgetretene Insulinmenge nie so genau abschätzen, um es auch korrigieren zu können.

Eine Desinfektion der Haut vor der Injektion des Insulins ist nicht nötig. Sie sollten sich aber vor der Injektion die Hände waschen und beim Injektionsvorgang insgesamt sauber vorgehen.

Spritzen mit dem Pen

Der praktische Vorteil eines Pens liegt darin, daß Sie das Insulin nicht vorher aus dem Insulinfläschchen aufziehen müssen. Jeder Pen hat eine Vorrichtung zur Dosierung. Damit müssen Sie vor der Injektion die exakte Dosis einstellen. Natürlich müssen Verzögerungsinsuline auch im Pen vor dem Spritzen durch vorsichtiges Schwenken oder durch Rollen durchmischt werden.

Die Spritztechnik mit dem Pen entspricht dem Vorgehen beim Spritzen mit der normalen Insulinspritze. Auch bei Verwendung des Pens ist keine Desinfektion der Haut erforderlich.

Der Spritzenplan

Spritzen Sie Ihr Insulin nicht immer an die gleiche Stelle, auch wenn Sie eine »unempfindliche Stelle« gefunden haben. Die Insulininjektionsstellen sollten regelmäßig gewechselt werden. Geeignete Stellen für die Insulininjektion sind die Haut am Bauch, am Gesäß

Die für die Insulininjektion geeigneten Stellen sind eingezeichnet. Nehmen Sie nie hintereinander die gleiche Stelle zum Spritzen, sondern wechseln Sie im Abstand von zwei Zentimetern.

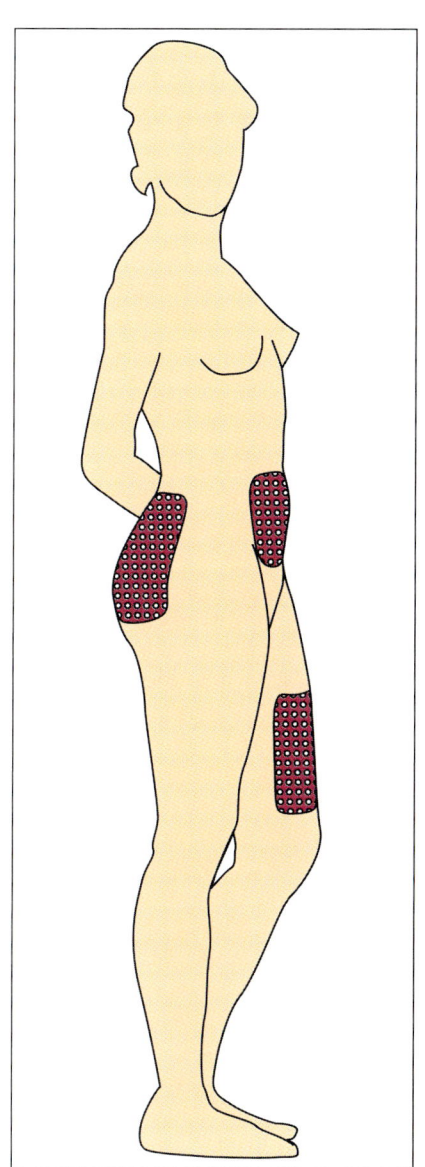

Weitere Tips zur Insulininjektion

● Wenn Sie bei der Insulininjektion Schmerzen haben, denken Sie daran, ob Sie vielleicht zu tief und damit in die empfindlichere Muskulatur gespritzt haben.

● Kommt es an den Spritzstellen nach längerer Zeit zu einem Verlust oder zur Vermehrung des Fettgewebes, dann sollten Sie Ihre Spritztechnik kontrollieren und mit Ihrem Arzt besprechen. Man nennt solche Fettgewebsveränderungen Lipodystrophie. Wechseln Sie Ihre Spritzstellen noch häufiger.

● Entsteht nach dem Spritzen an der Injektionsstelle eine Quaddel, dann ist das Insulin direkt in die oberflächliche Lederhaut gelangt. Stechen Sie bei den nächsten Injektionen tiefer, das heißt senkrecht in die Haut, um mit der Spitze der Nadel sicher in das Unterhautfettgewebe zu gelangen.

● Umgehen Sie bei Injektion in den Oberschenkel sichtbare kleine Blutgefäße (Besenreiser) oder erkennbare Krampfadern, um blaue Flecken zu vermeiden.

● Lernen Sie die Handhabung eines Pens genau kennen, lassen Sie sich den Pen von Ihrem Arzt vorführen und lesen Sie die Gebrauchsanweisung sorgfältig durch. Benutzen Sie den Pen nicht ohne vorherige Information und nicht ohne praktische Schulung.

● Wenn Sie Ihr Insulin mit dem Pen spritzen, sollten Sie sich für Notfälle auch mit den üblichen Spritzen und dem üblichen Insulin versorgen.

● Spritzenangst muß nicht sein. Sprechen Sie mit Ihrem Arzt oder mit einem Psychotherapeuten darüber.

Verschiedene Konzepte der Insulinbehandlung

oder an den Oberschenkeln. Nach Injektion in die Bauchhaut gelangt das Insulin am schnellsten ins Blut. Am langsamsten wirkt Insulin, das am Oberschenkel gespritzt wurde.

Oft ist es sinnvoll, morgens den Bauch als Spritzbereich zu wählen. Benutzen Sie aber nicht immer die gleiche Stelle, sondern wechseln Sie im Abstand von zwei Zentimeter über die ganze Fläche des Bauches. Nur der Bereich zwei Zentimeter rund um den Bauchnabel sollte unbenutzt bleiben. Auch am Oberschenkel sollten Sie nach einem Spritzplan vorgehen und nie hintereinander die gleiche Stelle verwenden. Spritzen Sie Insulin auch nicht in Narbengewebe. Insulin kann aus Narbengewebe nur sehr schlecht und unkalkulierbar ins Blut aufgenommen werden.

Das Ziel einer modernen, flexiblen Insulintherapie beim Typ-I-Diabetiker besteht darin, die Insulinversorgung des gesunden Organismus durch viele Insulininjektionen nachzuahmen. Dies gelingt technisch am besten mit einer Insulinpumpe, die kontinuierlich über 24 Stunden eine vorher festgelegte Menge an normal wirksamem Insulin abgibt. Aber auch die sogenannte intensivierte konventionelle Insulintherapie baut auf einer Basalrate auf. Die Höhe dieser Basalrate muß individuell festgelegt werden. Die zu den Mahlzeiten zusätzlich benötigten Insulinmengen (Abrufraten oder Zusatzraten) müssen in einem ausführlichen Untersuchungs- und Schulungsprogramm individuell erkannt und festgelegt werden. Diese Zusatzraten richten sich nach dem vorher gemessenen aktuellen Blutzuckerstand und nach der mit der folgenden Mahlzeit geplanten Kohlenhydratmenge.

Welche Diabetiker brauchen eine Insulinpumpe?

Für eine Behandlung mit der Insulinpumpe gibt es kein »Muß«. Grundsätzlich gesehen kommen dafür vor allem solche Typ-I-Diabetiker infrage, die mit der intensiven Insulintherapie nicht die ge-

Mit der intensivierten konventionellen Insulintherapie können Sie wählen, wann Sie Ihre Mahlzeiten einnehmen möchten

wünschte und notwendige bessere Diabeteseinstellung erreichen können. In dieser Situation kann man die Behandlung mit der Insulinpumpe versuchen.

Wenn Sie über eine Behandlung mit der Insulinpumpe nachdenken, dann sollten Sie sich über folgende Aspekte im klaren sein:

• Die Insulinpumpentherapie erfordert viel Mitarbeit und Selbstverantwortung des Diabetikers.

• Zur Insulinpumpentherapie gehören ebenso wie zur intensiven Insulintherapie viele tägliche Blutzuckerselbstkontrollen mit Protokollierung der dabei erhobenen Befunde sowie die Fähigkeit und Bereitschaft, die Insulindosis selbst anzupassen.

• Insulinpumpen helfen nicht dabei, auf eine ungeliebte Diät ganz zu verzichten.

• Eine erfolgreiche Insulinpumpentherapie hängt wesentlich von der Zusammenarbeit des Diabetikers mit seinem Diabetesteam und mit seinem Diabetesarzt ab.

Die intensivierte konventionelle Insulintherapie

Die intensivierte konventionelle – ich bezeichne sie lieber als intensive – Insulintherapie ist eine verbreitete Möglichkeit, sich den Ver-

hältnissen beim Stoffwechselgesunden zu nähern. Hierbei wird meistens morgens und spätabends vor dem Schlafengehen langwirkendes Verzögerungsinsulin gespritzt. Diese Insulinmengen werden von Tag zu Tag gleich gehalten. Vor den Hauptmahlzeiten wird jeweils zusätzlich Normalinsulin in einer Menge gespritzt, die dem aktuellen Blutzuckerstand und der geplanten Nahrungsaufnahme angepaßt ist. Damit können die Zeitpunkte für die Mahlzeiten des Tages variabler gewählt werden als bei der konventionellen Insulinbehandlung.

Das Konzept der intensivierten konventionellen Insulintherapie wird nur erfüllt, wenn tatsächlich die Möglichkeiten der Insulindosisanpassung wahrgenommen werden. Dazu sind täglich mehrfache Blutzuckerselbstkontrollen jeweils vor der geplanten Insulininjektion erforderlich.

Die intensivierte konventionelle Insulintherapie besteht also aus regelmäßiger Blutzuckerselbstkontrolle mit Aufschreiben der Befunde, aus einer auf dieser Grundlage und unter Berücksichtigung der geplanten Mahlzeiten stets neu festgelegten Insulinmenge und aus meist vier täglichen Insulininjektionen.

Die konventionelle Insulintherapie

Die konventionelle Insulintherapie ist trotz ihres Namens nicht überholt oder etwa weniger erfolgreich als die intensivierte konventionelle Insulintherapie. Die intensivierte Therapie kommt allerdings dem Normalzustand näher, der Stoffwechsel kann flexibel gesteuert werden.

Grundlage der konventionellen Insulintherapie beim Typ-I-Diabetes ist eine zweimalige tägliche Insulingabe. Meist wird eine freie Mischung von Normalinsulin und Verzögerungsinsulin vor dem morgendlichen Frühstück und vor dem Abendessen eingesetzt. In der Regel ist die Menge des Verzögerungsinsulins in den beiden Injektionen dauerhaft festgelegt. Durch die Veränderung der Normalinsulin-Menge in dieser Mischung ist eine gewisse Anpassung an aktuelle Blutzuckerwerte und an unterschiedliche Kohlenhydratmengen im Frühstück und Abendessen möglich. Da bei der konventionellen Insulintherapie der relativ große Anteil von Verzögerungsinsulin weitgehend festgelegt ist, muß der Diabetiker sich mit seinen Mahlzeiten nach dem Wirkungsprofil des eingesetzten Insulins richten.

Anpassung der Insulindosis

Mit der konventionellen Insulintherapie und mit der intensivierten konventionellen Insulintherapie stehen dem Diabetiker flexible Behandlungskonzepte zur Verfügung. Jeder Diabetiker kann mit dem Arzt das geeignete Konzept besprechen und einsetzen. Typ-II-Diabetiker werden in der Regel die konventionelle Insulintherapie durchführen. Für Typ-I-Diabetiker ist die intensivierte konventionelle Insulintherapie die beste Lösung.

Bei einer intensiven Insulintherapie wird die Normalinsulindosis häufig geändert, um den wechselnden Blutzuckerverhältnissen und dem unterschiedlichen Mahlzeitenbedarf gerecht zu werden. Bei der intensivierten konventionellen Insulintherapie kann das Normalinsulin zu den Hauptmahlzeiten so variiert werden, daß auch unterschiedliche Mahlzeitenmengen durch die richtige Insulinmenge »abgedeckt« sind.

Bei kleineren Zwischenmahlzeiten sollte die Kohlenhydratmenge der Zwischenmahlzeit zur Kohlenhydratmenge der vorherigen Hauptmahlzeit dazugerechnet werden, damit man vor der Hauptmahlzeit die richtige Normalinsulinmenge errechnen und spritzen kann.

Im Rahmen des gewählten Behandlungskonzeptes können und sollen die Insulinmengen dem jeweiligen Bedarf angepaßt werden

Blutzuckerwerte korrigieren

Korrekturen von erhöhten Blutzuckerwerten sollten nicht zu häufig am Tag und nicht in zu kurzen Abständen nacheinander erfolgen, weil sich die zusätzlich gegebenen Insulinmengen im Laufe des Tages addieren oder überlappen können. Zur Vermeidung einer späteren Unterzuckerung sollte man einen erhöhten Blutzuckerwert nur vor den Hauptmahlzeiten korrigieren.

Wegen der nicht so gut kalkulierbaren Blutzuckerverhältnisse in der Nacht ist eine Korrektur erhöhter Blutzuckerwerte vor dem Zubettgehen problematisch; aus Sicherheitsgründen sollte man lieber darauf verzichten.

Wenn die Blutzuckerwerte vor der Injektion zu hoch liegen, wenn also nicht der individuelle Zielwert erreicht ist, dann kann man zur Korrektur des aktuellen Blutzuckerwertes einige Einheiten Normalinsulin hinzurechnen. Die Menge dieses »Korrekturinsulins«, das viele Typ-I-Diabetiker bei intensivierter konventioneller Insulintherapie einsetzen, wird individuell ermittelt. 1 E Normalinsulin senkt den Blutzucker je nach der individuellen Reaktionslage um etwa 20 bis 60 mg/dl.

Wenn man vor dem Essen und vor der Insulininjektion normale Blutzuckerwerte hat, sollte der Spritz-Eß-Abstand für das Normalinsulin 15 Minuten dauern. Sind die Blutzuckerwerte vor dem Essen und vor der Injektion sehr hoch, etwa über 150 mg/dl, dann kann der Spritz-Eß-Abstand verlängert werden. Die Verlängerung kann in Abhängigkeit von der Blutzuckerhöhe bis auf eine Stunde ausgedehnt werden. Sie ist nicht immer durchführbar, man sollte seine individuellen Möglichkeiten damit aber ausnutzen und selbst entscheiden, ob man sich einen längeren Spritz-Eß-Abstand leisten kann.

Wenn morgens erhöhte Blutzuckerwerte gemessen werden, ist zwar eine nachträgliche Korrektur mit Normalinsulin möglich. Will man aber vorausschauend erhöhte Blutzuckernüchternwerte vermeiden, dann muß man am späten Abend mehr Verzögerungsinsulin spritzen, um auf diesem Wege am folgenden Morgen niedrigere Blutzuckerwerte erreichen zu können. Diese Empfehlung gilt jedoch nur, wenn die Blutzuckerwerte in der Nacht nicht erniedrigt sind, sondern eine steigende Tendenz zeigen. Diese Erhöhung der vorabendlichen Menge von Verzögerungsinsulin sollte sehr vorsichtig erfolgen und nicht mehr als zehn Prozent der bisher gespritzen Menge betragen.

Die Anpassung der Insulindosis, vor allem die Anpassung der Menge des Normalinsulins zu den Hauptmahlzeiten, ist auch in besonderen Situationen wie bei fieberhaften Erkrankungen, Erbrechen und Durchfall (Seite 103) eine Hilfe.

Es ist wichtig, daß man die Anpassung nicht übertreibt und dadurch vielleicht eine ungewollte Unruhe in den Blutzuckerverlauf und in die Stoffwechseleinstellung bringt. Zuviel Anpassung kann auch zuviel Unruhe und Blutzuckerschwankungen zur Folge haben. Finden Sie also zusammen mit Ihrem Arzt Ihre eigenen Möglichkeiten zur Insulindosisanpassung heraus.

Nebenwirkungen von Insulin

Die wichtigste und häufigste »Nebenwirkung« des Insulins ist eigentlich ein Zeichen seiner übermäßigen Wirkung: die Hypoglykämie oder Unterzuckerungsreaktion (Seite 74). Sie ist ein Hinweis darauf, daß die Abstimmung der Insulinbehandlung mit der Ernährung und mit den körperlichen Belastungen im Alltag nicht gelungen ist. Unbeabsichtigte oder wiederholt aufgetretene Hypoglykämien sollten deshalb Anlaß zur Überprüfung der Behandlungsmaßnahmen sein.

Eine vorübergehende, harmlose Sehstörung wird gelegentlich als Nebenwirkung der gerade begonnenen Insulinbehandlung beschrieben. Tatsächlich liegt dies an der mit dem Insulin erreichten raschen Besserung der Blutzuckerwerte und an den damit verbundenen vorübergehenden Veränderungen des Wasserhaushalts. Sie liegen auch den vorübergehenden Schwellungen der Beine zugrunde, die nach Beginn der Insulinbehandlung und mit Besserung der Blutzuckerwerte als sogenannte Insulinödeme auftreten können. Insulinödeme verschwinden meist nach kurzer Zeit, fast nie sind Entwässerungstabletten erforderlich.

7

Hypoglykämien

Erkennen, vermeiden, behandeln

Die häufigste und wichtigste Nebenwirkung bei der Insulinbehandlung ist die Unterzuckerung oder Hypoglykämie. Auch bei der Behandlung mit blutzuckersenkenden Tabletten können Unterzuckerungen auftreten. Alle Typ-I-Diabetiker und auch diejenigen Typ-II-Diabetiker, die mit Insulin oder mit blutzuckersenkenden Tabletten behandelt werden, können eine Hypoglykämie bekommen.

Die Unterzuckerung ist in ihrer leichten Form eigentlich nur eine etwas unangenehme Nebenwirkung der Insulinbehandlung. Doch auch leichte Unterzuckerungen können zu Störungen der Wahrnehmung und des Konzentrationsvermögens führen. Schon bei leichten Hypoglykämien ist man nicht mehr voll leistungsfähig, auch wenn man sich noch so fühlt. So steigt zum Beispiel das Unfallrisiko bei Diabetikern, wenn sie am Steuer eines Fahrzeuges eine Hypoglykämie bekommen.

Schwere Hypoglykämien sind besonders belastende Nebenwirkungen der Insulinbehandlung. Wiederholte schwere und lang anhaltende Hypoglykämien können vor allem bei Kindern und bei alten Menschen zu Hirnschäden führen. Die Vermeidung von häufigen, schweren und langanhaltenden

Zeichen und Beschwerden bei Hypoglykämie

Hypoglykämien gehört deshalb zu den Zielen einer guten Diabeteseinstellung.

Ab wann unterzuckert?

Sicher liegt eine Hypoglykämie dann vor, wenn der Blutzucker unter 50 mg/dl abfällt. Nicht immer treten dabei schon Beschwerden auf, dennoch liegt eine Unterzuckerung vor, die sofort behandelt werden muß. Natürlich müssen Sie erst recht dann sofort mit der Behandlung beginnen, wenn Sie Hypoglykämie-Beschwerden und Symptome wie im Kasten aufgezählt bemerken.

Die meisten Diabetiker bemerken die Zeichen und Beschwerden einer Hypoglykämie spätestens dann, wenn die Blutzuckerwerte unter 50 mg/dl absinken. Die Wahrnehmung der Symptome kann aber mit zunehmender Diabetesdauer nachlassen oder sich ändern. Auch stets relativ niedrige Blutzuckerwerte und häufige Hypoglykämien führen zum Nachlassen oder zu einem Verlust der Wahrnehmungsfähigkeit dafür.

Es gibt zwei Gruppen von Zeichen und Beschwerden einer Unterzuckerung, die leichten Unterzuckerungszeichen, die vor allem durch die Gegenregulation

---

Symptome

● Bei Unterzuckerung

Schweißausbruch, Zittern, Herzklopfen, Heißhunger, Kribbeln der Finger und Lippen, pelziges Gefühl um den Mund, Blässe, weiche Knie, Nervosität, Angst und Druckgefühl, Kopfschmerzen.

● Bei schwerer Unterzuckerung

Konzentrationsstörungen, Sprachstörungen, Verwirrtheit, Gedächtnisstörungen, Verständnisschwierigkeiten beim Lesen und Zuhören, Sehstörungen und Doppelbilder, Schwindelzustände, Bewegungsstörungen, Aggressivität, Albernheit, nächtliche Alpträume, Bewußtseinstrübung, Bewußtlosigkeit, Krampfanfall. Fremde Hilfe ist erforderlich!

des Organismus hervorgerufen werden, und die schweren Unterzuckerungszeichen, die durch einen Zuckermangel im Gehirn verursacht werden.

Wenn die Hypoglykämie nicht behandelt wird, können sich nach den leichten Zeichen rasch auch schwere Unterzuckerungssymptome entwickeln. Deshalb ist auch schon bei leichten Hypoglykämiezeichen die sofortige Behandlung nötig. Zögern Sie deshalb nie mit der richtigen Behandlung, nehmen Sie bei jeder Hypoglykämie sofort und genug Traubenzucker zu sich.

Wahrnehmungsstörung für Hypoglykämie?

Wenn sehr niedrige Blutzuckerwerte nicht mehr mit Symptomen bemerkt werden oder wenn es zu schweren Hypoglykämien kommt, stimmt etwas nicht mit der Diabetesbehandlung. Dann sollten Sie umgehend mit Ihrem Diabetesarzt beraten, wie Sie die Behandlung ändern müssen, um weitere schwere Hypoglykämien zu vermeiden. Sie sollten auch Ihre Angehörigen informieren und mit den Behandlungsmaßnahmen vertraut machen.

Selbsthilfe

• **Bei Unterzuckerung**

Bei Beschwerden durch eine Hypoglykämie sollten Sie sofort genügend Traubenzucker essen:

Blutzuckerwert 50 bis 70 mg/dl: 2 Täfelchen Traubenzucker

Blutzuckerwert unter 50 mg/dl: 4 bis 7 Täfelchen Traubenzucker

• **Bei schwerer Unterzuckerung**

Keine Zuckerzufuhr durch den Mund!

Glucagon unter die Haut spritzen!

Nach dem Aufwachen mindestens 4 Täfelchen Traubenzucker oder 2 BE Obstsaft und zusätzlich eine BE Brot zu essen geben!

Auch bei Übelkeit durch Glucagon unbedingt Traubenzucker und Brot essen!

Behandlung der Hypoglykämie

Wenn Beschwerden durch eine Hypoglykämie auftreten, sollten Sie sofort genügend Traubenzucker essen.

Bei schweren Hypoglykämien können Ihre Angehörigen Ihnen eine Glucagon-Spritze geben. Glucagon ist das Gegenhormon des Insulins, es führt zum Anstieg des Blutzuckers, indem sehr rasch Reservezucker freigesetzt wird. Diabetiker, die schon einmal eine schwere Unterzuckerung gehabt haben, sollten immer Glucagon im Hause haben und auch auf Reisen mitnehmen.

Wenn Sie sich wieder besser fühlen, sollten Sie versuchen, die Ursachen Ihrer schweren Hypoglykämie aufzuspüren und in Zukunft zu vermeiden (Seite 78). Denken Sie auch daran, Ihre Glucagonreserven wieder aufzufüllen!

In der schweren Hypoglykämie mit Bewußtlosigkeit kann Ihnen der zu Hilfe gerufene Notarzt Traubenzucker in die Vene spritzen. Natürlich kann der Notarzt rascher richtig reagieren, wenn er von Ihrem Diabetes weiß und Ihre Situation richtig als schwere Hypoglykämie einschätzt. Deshalb sollten alle Diabetiker, die schon einmal eine schwere Hypoglykämie gehabt haben, stets einen Hinweis auf ihren Diabetes bei sich tragen, beispielsweise eine SOS-Kapsel an der Kette oder ein entsprechendes Armband. Viele insulinbehandelte Diabetiker tragen aus Sicherheitsgründen solche Hinweise bei sich, auch wenn sie noch keine schwere Hypoglykämie gehabt haben.

Ursachen und Abhilfen bei Unterzuckerung

Häufige Ursachen für Hypoglykämien sind: Das Auslassen oder Vergessen einer Mahlzeit, eine ungewöhnliche stärkere körperliche Belastung, zuviel Insulin in der Injektion, eine Überdosis an blutzuckersenkenden Tabletten, Alkoholgenuß oder auch Erbrechen und Durchfall. Wenn bei Ihnen Hypoglykämien immer wieder im gleichen Zusammenhang auftreten, sollten Sie diese Ursachen erkennen und gezielt Abhilfe schaffen.

Auch bei einer guten Diabeteseinstellung sind Hypoglykämien nicht vollständig zu vermeiden. Aber der Häufung von Hypoglykämien oder dem Auftreten von schweren Hypoglykämien kann und muß man unbedingt vorbeugen.

Vorbeugung gegen Hypoglykämien

● Halten Sie immer die zu Ihrer Behandlung vereinbarten Mahlzeiten und insbesondere die vorgesehenen Kohlenhydratmengen zu den einzelnen Mahlzeiten ein!

● Achten Sie auf Ihre übliche Insulinmenge und spritzen Sie bei Insulindosisanpassungen nicht zu große Zusatzmengen! Beachten Sie auch den Spritz-Eß-Abstand!

● Vermindern Sie Ihre Insulindosis schon vor einer geplanten größeren körperlichen Belastung und reduzieren Sie die Insulinmenge eventuell auch in der Injektion danach. Halten Sie bei Sport immer reichlich zusätzliche Kohlenhydrate bereit.

● Wenn Sie eine Hypoglykämie bemerken, sollten Sie sich nach der Regel richten: Erst essen, dann messen und nachdenken!

● Kontrollieren Sie Ihren Blutzucker besonders dann, wenn es denkbare Gründe für die Entwicklung einer Hypoglykämie gibt, zum Beispiel bei ausgelassenen Mahlzeiten.

● Ändern Sie Ihre Insulinbehandlung, wenn Ihre Blutzuckerwerte immer und insgesamt sehr niedrig liegen!

● Tragen Sie immer Traubenzucker oder andere rasch wirkende zuckerhaltige Nahrungsmittel bei sich!

● Tragen Sie überall und immer Ihren Diabetikerausweis mit dem Hinweis auf die Möglichkeit einer Hypoglykämie bei sich!

● Wenn Sie schon einmal eine schwere Unterzuckerung gehabt haben, sollten Sie immer Glucagon zu Hause haben und auch unbedingt auf Reisen mitnehmen!

8

Die Behandlung mit Tabletten

Vor allem für Typ-II-Diabetiker

Die Grundlage jeder Behandlung beim Typ-II-Diabetes ist eine schmackhafte und gesunde Ernährung. Mit dieser Diät und mit der notwendigen Gewichtsabnahme können viele Typ-II-Diabetiker ihren Stoffwechsel jahrelang gut führen und brauchen dazu weder Tabletten noch Insulin. Dennoch nehmen viele Typ-II-Diabetiker von Anfang an Tabletten, oft in der falschen Hoffnung, damit die vernünftige Ernährung vermeiden und eine »bequeme« Behandlung durchführen zu können. Doch gerade bei der Tablettenbehandlung des Typ-II-Diabetes muß man wissen, daß Tabletten nur in Verbindung mit einer vernünftigen Ernährung wirklich wirksam werden können.

Beim Typ-II-Diabetes bildet die Bauchspeicheldrüse auch nach Beginn des Diabetes noch lange Zeit Insulin. Das ist die Voraussetzung für eine Tablettenbehandlung beim Typ-II-Diabetes. Die Tablettenbehandlung des Diabetes kommt also besonders für Typ-II-Diabetiker in Frage. Denn die verschiedenen heute verfügbaren Tabletten sind mehr oder weniger auch darauf angewiesen, daß noch etwas körpereigenes Insulin vorhanden ist.

Es gibt drei unterschiedlich wirkende Substanzen, die als

Blutzuckersenkende Tabletten (Beispiele)

Sulfonylharnstoffe
Deutschland:
Artosin; Diamicron; Euglucon; Semi-EugluconN; Glibenese; Gluborid; Glurenorm; Glutril; Maninil 1; Maninil 1,75; Maninil 3,5; Maninil 5; Pro-Diaban; Rastinon
Österreich:
Artosin; Dia-Eptal; Euglucon; Gewaglucon; Gilemal; Gluborid; Glurenorm; Glutril; Pro-Diaban; Rastinon
Schweiz:
Euglucon; Gli-Basan; Gluco-Tablinen; Gluborid; Glutril; Rastinon

Biguanide
Deutschland:
Glucophage S; Glucophage mite; Mediabet; Mescorit retard; Mescorit mite
Österreich:
Diabetex; Glucophage; Metformin
Schweiz:
Glucophage mite; Glucophage forte

Acarbose
Deutschland, Österreich, Schweiz: Glucobay

Tabletten zur Behandlung des Typ-II-Diabetes eingenommen werden können.

Die Acarbose (Seite 83) verlangsamt die Verdauung der meisten Kohlenhydrate in der Nahrung. Wenn man diese sogenannten Resorptionsverzögerer einnimmt, werden die Kohlenhydrate der Nahrung im Dünndarm langsamer aufgespalten und aufgenommen, also langsamer resorbiert, der Blutzuckerspiegel steigt nach dem Essen nicht so schnell an.

Die Biguanide (Seite 83) wirken zwar auch über eine Verlangsamung der Kohlenhydratverdauung. Biguanide haben darüber hinaus aber weitere, vielfältige Wirkungen: Sie vermindern nicht nur die Freisetzung des Zuckers aus der Leber, sie vermindern auch die Neubildung von Blutfetten in der Leber. Biguanide fördern die Aufnahme des Zuckers aus dem Blut in die Muskulatur.

Sulfonylharnstoffe (Seite 83) regen die B-Zellen der Bauchspeicheldrüse zur Abgabe von Insulin an und fördern so auch die Insulinproduktion bei nachlassender Leistung der B-Zellen. Für die Abgabe von Insulin aus den B-Zellen spielt der Blutzuckeranstieg eine besondere Rolle. Die Sulfonylharnstoffe erleichtern den B-Zellen die notwendige vermehrte Insulinabgabe, wenn der Blutzucker ansteigt und den Reiz zur Insulinabgabe auslöst.

Phasengerechte Tablettenbehandlung

Zum besseren Verständnis für den richtigen Einsatz der verschiedenen blutzuckersenkenden Tabletten ist es wichtig, sich noch einmal den typischen Verlauf des Typ-II-Diabetes klar zu machen. Der Typ-II-Diabetes wird wesentlich durch eine lebenslange Insulinresistenz bestimmt.

Das bedeutet, daß zu allen Zeiten und in allen Phasen des Typ-II-Diabetes das vorhandene körpereigene Insulin oder angebotenes gespritztes Insulin schlechter angenommen werden und zur Wirkung kommen können. Diese Insulinresistenz (Seite 17) ist besonders durch das meist vorliegende Übergewicht des Typ-II-Diabetikers geprägt. Schlanke Typ-II-Diabetiker haben eine geringere Insulinresistenz.

Neben der Insulinresistenz wird das Blutzuckerverhalten beim Typ-II-Diabetes wesentlich durch die Menge des noch vorhandenen eigenen Insulins bestimmt. In der Anfangszeit haben Typ-II-Diabetiker noch reichlich eigenes Insulin. Erst im späteren Verlauf, oft nach vielen Jahren, läßt die Insulinproduktion nach, bis die Insulinreserven nicht mehr zur Stoffwechselregulation ausreichen.

Im Ablauf des Typ-II-Diabetes gibt es also verschiedene Phasen, die man zwar nicht immer exakt voneinander abtrennen kann, die aber die Auswahl unter den blutzuckersenkenden Tabletten bestimmen. Anfangs, wenn die Diät zur Gewichtsabnahme die wichtigste Behandlung darstellt, kann man durch die Acarbose, also durch die Verlangsamung der Kohlenhydratverdauung, den Blutzuckerspiegel zusätzlich günstig beeinflussen. In dieser Zeit sind auch Biguanide sinnvoll, wenn durch Diät und Gewichtsabnahme allein keine Normalisierung der Blutzuckerwerte erreichbar ist.

Es kann Jahre dauern, bis die körpereigene Insulinproduktion so stark nachläßt, daß durch Diät, durch körperliche Betätigung und durch zusätzliche Acarbose oder Biguanide keine ausreichende Normalisierung der Blutzuckerwerte zu erreichen ist. Dann sind Sulfonylharnstoffe wichtig. Eine notwendige Sulfonylharnstoff-Behandlung kann dann oft jahrelang erfolgreich sein.

Wenn es schließlich trotz konsequenter Ernährung und richtiger Behandlung mit Sulfonylharnstofftabletten zu schlechteren Blutzuckerwerten kommt, spricht man vom sogenannten Sekundärversagen der Sulfonylharnstofftabletten. Dann ist die Kombination

Die Tablettenauswahl richtet sich nach den verschiedenen Phasen des Typ-II-Diabetes

81

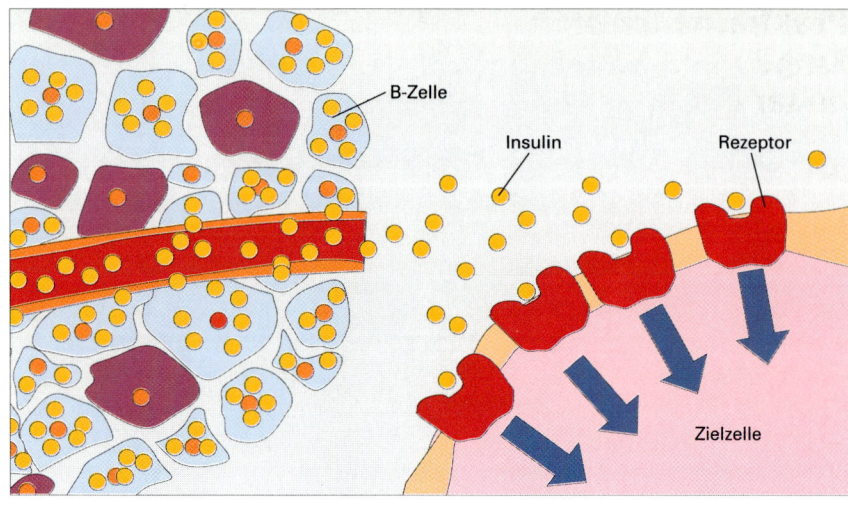

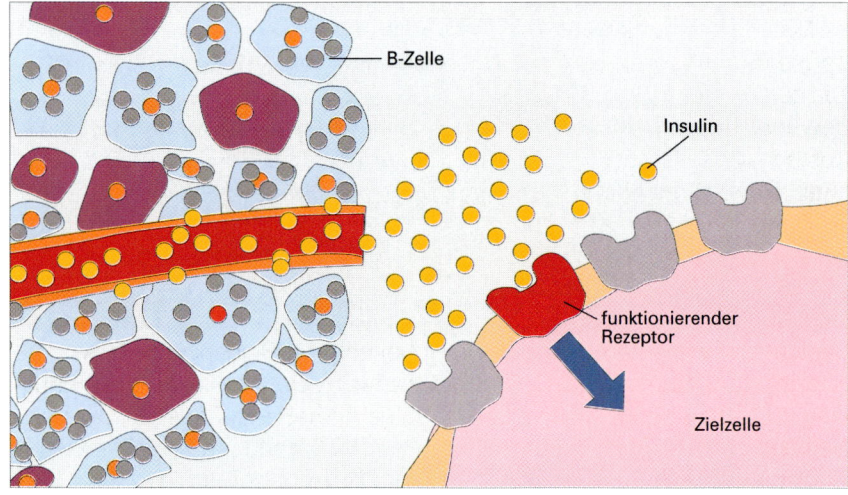

Oben: Beim Gesunden gelangt eine normale Menge an Insulin aus den B-Zellen an die Zielzellen und wird von den Rezeptoren gebunden; Glukose kann in die Zellen gelangen. Unten: Bei Insulinresistenz wird zu Beginn der Erkrankung oft vermehrt Insulin gebildet, das von den Rezeptoren und den Zellen aber nicht ausreichend angenommen werden kann (Schemazeichnungen).

von individuell richtiger Diät, voller Sulfonylharnstoffmenge und geringer Insulingabe sinnvoll und häufig länger wirksam.

Beim Typ-II-Diabetes ist also einerseits eine Steigerung der Behandlungsmaßnahmen möglich. Jeder Typ-II-Diabetiker sollte aber auch bedenken, daß er andererseits mit der notwendigen Gewichtsabnahme oft auch die Tablettenbehandlung verringern kann, daß er also von stärker wirksamen Medikamenten wieder zu schwächer wirksamen Medikamenten oder vielleicht auch zu einer Behandlung ohne Tabletten kommen kann.

Praktische Empfeh-
lungen zur Tabletten-
behandlung

Acarbose

Die Acarbosebehandlung wird mit niedrigen Dosierungen begonnen. Gewöhnlich verordnet der Arzt anfangs zwei- bis dreimal täglich je 25 bis 50 mg Acarbose. Die Menge kann bei Bedarf allmählich bis auf dreimal täglich 100 mg Acarbose gesteigert werden.

Man muß die Acarbose mit dem ersten Bissen einer Mahlzeit zu sich nehmen, um die gewünschte Verzögerung der Kohlenhydratverdauung zu erreichen. Die Blähungen, die als Nebenwirkung auftreten können, sind nicht gefährlich, aber sie können manchmal unangenehm sein. Meistens lassen sich die Blähungen vermeiden oder einschränken, wenn man die Behandlung mit sehr niedrigen Acarbose-Mengen beginnt und nur ganz langsam steigert.

Wenn Acarbose in Kombination mit Sulfonylharnstoffen oder Insulin genommen wird und es darunter zu Hypoglykämien kommt, dann muß zur Hypoglykämie-behandlung Traubenzucker genommen werden. Haushaltszucker wäre deshalb falsch, weil die Acarbose die Verdauung des zusammengesetzten Haushalts-zuckers verzögert.

Biguanide

Biguanide werden anfangs niedrig dosiert, manchmal reichen schon ein bis zwei Tabletten eines entsprechenden Präparates zu den Mahlzeiten genommen aus.

Die Behandlung mit Biguaniden setzt bestimmte Sicherheitsvor-kehrungen voraus. Denn Biguanide können bei einer schlechten Nierenleistung und bei einem schweren Sauerstoffmangel zu einer Anreicherung von Milchsäure im Blut und selten einmal zu einer Übersäuerung des Blutes mit fatalen Folgen führen. Bei eingeschränkter Nierenleistung sollten Biguanide nicht gegeben werden. Eine geringe Magen-Darm-Unverträglichkeit bei höherer Biguanid-Dosis ist bekannt. Deshalb sollten Sie Biguanide immer zum Essen einnehmen und die empfohlene Höchstdosis nicht überschreiten.

Sulfonylharnstoffe

Die Sulfonylharnstoffe können 30 Minuten vor der Mahlzeit oder aber auch direkt davor eingenommen werden. Man beginnt in der Regel mit einer sehr kleinen Dosierung und mit nur einer Tablette morgens. Eine Steigerung auf je eine Tablette morgens und abends

Tabletten-kombinationen

Wenn mit Sulfonyl-harnstoffen behandelt wird: Beim Verdacht auf Hypoglyk-ämie sofort zum Arzt!

oder auf maximal morgens zwei Tabletten und abends eine Tablette soll sehr langsam erfolgen. Insbesondere wenn die Gewichtsreduktion erfolgreich war, entfalten die Sulfonylharnstoffe eine sehr viel stärkere Wirkung, die zur Nebenwirkung, zur Hypoglykämie, führen kann, wenn die Sulfonylharnstoffdosis nicht konsequent reduziert wird. Bestimmte schmerzstillende und antirheumatisch wirkende Medikamente, einige Antibiotika und einige Medikamente zur Senkung des Harnsäurespiegels bei der Gicht, aber auch der Genuß von Alkohol können die Wirkung der Sulfonylharnstoffe verstärken und so zu Hypoglykämien beitragen.

Die Hypoglykämie kann vor allem bei alten Patienten und bei Diabetikern, die nach der Tabletteneinnahme das Essen vergessen oder Alkohol zu sich genommen haben, auftreten. Da die Wirkung der Sulfonylharnstoffe über sehr viele Stunden anhält, kann es zu sehr lang anhaltenden Hypoglykämien kommen, die – weil manchmal vom alten Menschen nicht gut bemerkt – besonders gefährlich sind. Mit Sulfonylharnstoffen behandelte Diabetiker sollten schon beim geringsten Verdacht auf Hypoglykämien ihren Arzt aufsuchen und sich behandeln lassen.

Da die verschiedenen blutzuckersenkenden Tabletten unterschiedliche Wirkungsweisen haben, erscheint grundsätzlich eine Kombination von Tabletten sinnvoll. Es gibt große Untersuchungen, die die gesteigerte Wirkung einer Tablettenkombination beweisen. Dieser allgemeine Beweis stellt aber noch nicht die bessere Wirkung einer Tablettenkombination beim einzelnen Diabetiker sicher. Individuell kann eine Kombination von Sulfonylharnstoffen mit Biguaniden oder mit der Acarbose versucht werden. Die Kombination ist besonders dann sinnvoll, wenn die Sulfonylharnstoffe allein nicht mehr ausreichend wirken.

Die Kombination von Diät, Tabletten und Insulin

Wenn ein Sekundärversagen (Seite 81) der Sulfonylharnstoffbehandlung vorliegt, dann kommt die Diät-Sulfonylharnstoff-Insulin-Kombinationsbehandlung in Frage. Das gemeinsame Nennen dieser drei Behandlungsprinzipien zeigt, wie wichtig auch bei dieser Kombinationsbehandlung die Diät ist. Das Sekundärversagen darf also nicht durch eine mangelnde diätetische Mitarbeit verursacht sein. Im echten Sekundärversagen der

Stoffwechsel kontrollieren!

Die Entscheidung über den Behandlungserfolg mit Tabletten ist nur durch kritische Stoffwechselkontrollen möglich. Deshalb gilt auch hier die regelmäßige ärztliche Stoffwechselkontrolle ebenso viel wie die regelmäßige Stoffwechselselbstkontrolle. Wenn die Stoffwechselbefunde trotz richtiger Ernährung und fortlaufender Tablettenbehandlung schlecht bleiben, wenn etwa die Blutzuckernüchternwerte stets über 150 mg/dl liegen oder wenn eine Harnzuckerausscheidung bestehen bleibt, dann muß eine Steigerung der medikamentösen Therapie, beispielsweise auch die Kombination von Sulfonylharnstoffen mit Biguaniden oder mit Acarbose erwogen werden.

Sulfonylharnstofftherapie setzt man die Behandlung dann mit Diät, mit der vollen Tablettenmenge und mit kleinen Mengen an Verzögerungs- oder Mischinsulin fort. Manchmal reichen schon 6 bis 10 E eines Insulinpräparates einmal täglich vor dem Frühstück oder kleine Mengen von Insulin täglich morgens und abends vor den Mahlzeiten. Diese Kombinationsbehandlung ist deshalb so erfolgreich, weil dabei das körpereigene Insulin noch genutzt wird, auch wenn nicht mehr sehr viel produziert werden kann.

Wenn diese Kombinationsbehandlung und damit das Insulin zu früh eingesetzt wird, kann es aber trotz günstigerer Blutzuckerwerte zu Problemen kommen. Denn wenn die Insulinbehandlung eigentlich noch nicht notwendig wäre, weil eine konsequentere Diätbehandlung angezeigt ist, dann kann die Kombination von Sulfonylharnstoffen und Insulin zur Gewichtszunahme führen. Daher sollte jeder Typ-II-Diabetiker auch daran denken, daß er die Dosis und Anzahl seiner Medikamente nicht nur steigern kann, sondern daß er sie auch reduzieren muß und damit an Tabletten einsparen kann, wenn die Diät stimmt und wenn eine Gewichtsabnahme gelungen ist.

9

Komplikationen und begleitende Krankheiten

Vorbeugen, erkennen, behandeln

Viele Diabeteskomplikationen bedrohen Gesundheit und Leben von Typ-I-Diabetikern und Typ-II-Diabetikern im gleichen Ausmaß und mit der gleichen Häufigkeit. Typ-II-Diabetiker haben darüber hinaus häufiger sogenannte Risikokrankheiten wie Bluthochdruck und Fettstoffwechselstörungen. Diese Krankheiten sind zwar auch bei Nichtdiabetikern häufig, sie treten aber bei Typ-II-Diabetikern früher und in jüngerem Alter auf.

Die typischen Diabeteskomplikationen, die nach längerer Krankheitsdauer und nach langfristig hohen Blutzuckerwerten drohen, betreffen die kleinen Blutgefäße.

Dies wird als Mikroangiopathie bezeichnet. Betroffen sind vor allem die Gefäße am Augenhintergrund und an den Nieren. Ebenfalls für den Diabetes typisch sind Erkrankungen verschiedener Nerven, die als Neuropathie zusammengefaßt werden. Sehr häufig kommt es bei Diabetikern zu Erkrankungen der großen Blutgefäße, zur Makroangiopathie. Diese Arteriosklerose erhöht das Risiko für Herzinfarkt und Schlaganfall bei Typ-I-Diabetikern und besonders bei Typ-II-Diabetikern.

Die Komplikationen und Risikofaktoren können früh erkannt, erfolgreich behandelt und günstig beeinflußt werden.

Typische Diabetes-
komplikationen

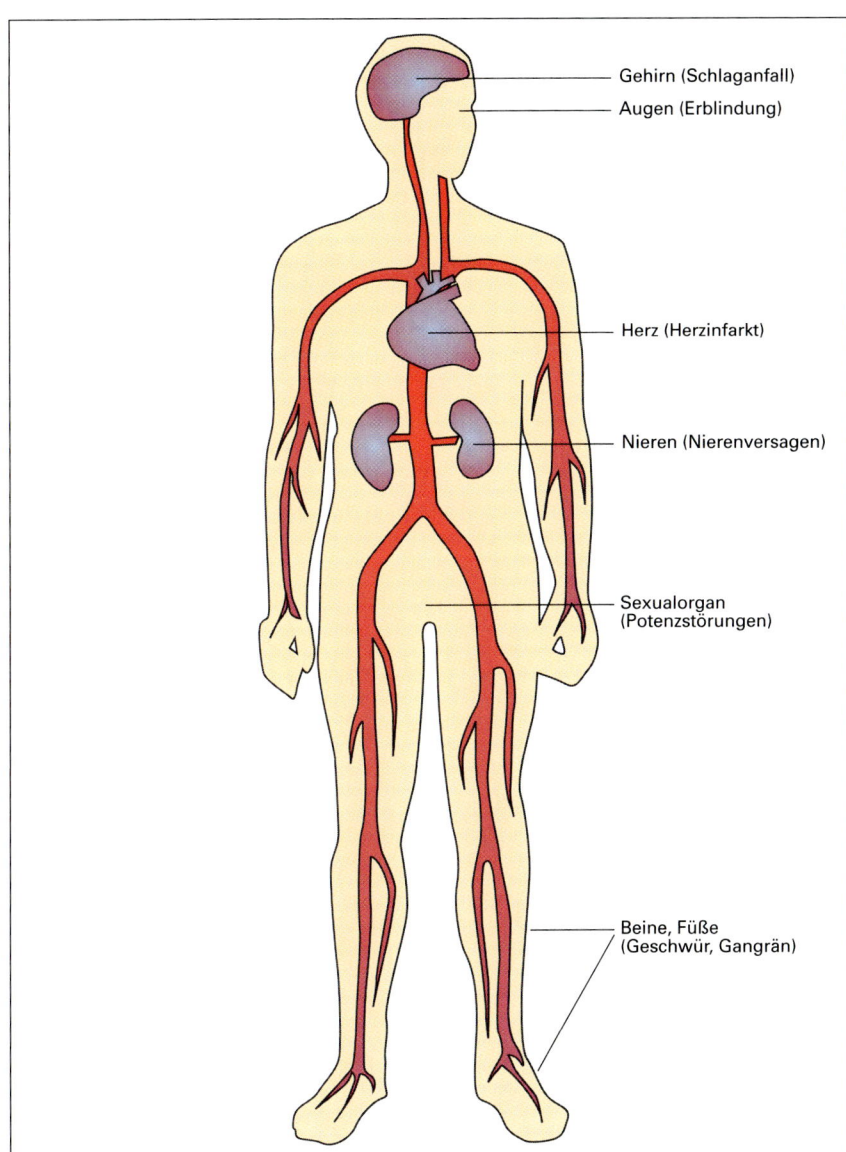

Gehirn (Schlaganfall)

Augen (Erblindung)

Herz (Herzinfarkt)

Nieren (Nierenversagen)

Sexualorgan
(Potenzstörungen)

Beine, Füße
(Geschwür, Gangrän)

Die frühere Bezeichnung als sogenannte »Spätfolgen« oder »Spätkomplikationen« ist falsch, da Diabeteskomplikationen nicht selten schon recht früh im Verlauf der Zuckerkrankheit auftreten, aber auch erkannt und behandelt werden können.

Retinopathie, die Erkrankung des Augenhintergrundes

Eine sehr häufige Diabeteskomplikation ist die Erkrankung der Netzhaut, die Retinopathie. Die Zahl der betroffenen Diabetiker nimmt mit der Diabetesdauer zu. Nach 15 bis 20 Diabetesjahren haben mehr als die Hälfte aller Typ-I-Diabetiker und auch aller Typ-II-Diabetiker eine diabetische Retinopathie.

Dieser typischen Diabeteskomplikation liegt eine Erkrankung der kleinen Blutgefäße, also eine Mikroangiopathie zugrunde. Dabei kommt es zunächst unbemerkt zu Gefäßveränderungen am Augenhintergrund, zu Blutungen und Ablagerungen auf der Netzhaut. Das gefährliche Stadium, das rechtzeitig erkannt und durch die richtige Behandlung vermieden werden kann, ist die sogenannte proliferative Retinopathie. In diesem Stadium entstehen neue Gefäße (Proliferationen), die auch in den Glaskörper des Auges hineinwachsen und dort zu Blutungen führen können. Bei einer nachgewiesenen Retinopathie sollte frühzeitig eine Laserbehandlung des Augenhintergrundes erfolgen.

Behandlung mit Laser

»Light amplification by stimulated emission of radiation« (Laser) heißt zu deutsch soviel wie »Lichtver-

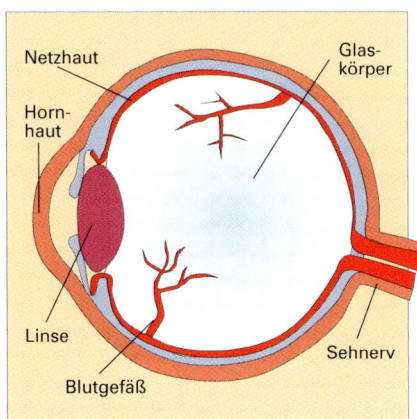

Die Gefäßveränderungen am Augenhintergrund schreiten meist langsam fort. Gefährlich: Wenn neue Blutgefäße in den Glaskörper hineinwachsen.

stärkung durch angeregte (induzierte, stimulierte) Strahlungsemission«.

Laserstrahlen werden zur Behandlung von Netzhautveränderungen eingesetzt. Durch Laserstrahlen werden auf der Netzhaut mikroskopisch kleine Vernarbungen ausgelöst. Damit können örtliche Störungen behandelt und die Sehfähigkeit des Auges erhalten werden.

Es kommt sehr darauf an, daß die Laserbehandlung früh genug eingesetzt wird. Deshalb sind regelmäßige Augenuntersuchungen für jeden Diabetiker wichtig (Seite 109).

Nephropathie, die Erkrankung der Nieren

Die diabetische Nierenerkrankung ist wohl die gefährlichste Diabeteskomplikation, da sie im fortgeschrittenen Zustand ohne Behandlung zum Tode führen kann. Etwa 40 Prozent aller Typ-I-Diabetiker haben das Risiko für eine diabetische Nephropathie. Aber auch Typ-II-Diabetiker können, zwar seltener, eine diabetische Nephropathie bekommen. Alle Diabetiker mit diabetischer Nephropathie können – wenn dies nötig wird – mit einer Dialyse behandelt werden. Diese »Blutwäsche« ist aber erst dann nötig, wenn die Nierenfunktion durch die Nephropathie sehr stark eingeschränkt ist.

Regelmäßige Voruntersuchungen helfen, der Entwicklung der gefürchteten Nephropathie vorzubeugen. Bei gefährdeten Diabetikern findet man kleine Mengen von Eiweißkörpern (Albumin) im Urin. Diese sogenannte Mikroalbuminurie weist schon auf das Risiko für eine Nephropathie hin.

Gerade in diesem sehr frühen Stadium ist eine erfolgreiche Vorbeugung möglich. So früh wie möglich muß alles getan werden, damit sich nicht die vollständige Nephropathie mit allen ihren Problemen entwickeln kann. Durch eine möglichst günstige Blutzuckereinstellung und durch eine besonders strenge Blutdrucknormalisierung kann man die Nephropathie um Jahre hinausschieben und manchmal ganz aufhalten.

Empfehlungen zur Blutdrucknormalisierung

- Der günstigste Blutdruckwert für Diabetiker liegt bei 120/80 mmHg; der Blutdruck kann auch niedriger, sollte aber nicht höher als 140/90 mmHg sein.
- Blutdruckwerte über 140/90 mmHg sind gefährlich. Eine Behandlung ist immer nötig. Die Behandlung ist erfolgreich, wenn alle Blutdruckwerte unter 140/90 mmHg liegen.
- Für Diabetiker mit Blutdruckproblemen ist die selbständige Blutdruckkontrolle ebenso wichtig wie die Blutzuckerselbstkontrolle.

Neuropathie, die Erkrankung der Nerven

Die Neuropathie ist die häufigste Diabeteskomplikation bei Typ-I-Diabetikern und besonders bei Typ-II-Diabetikern. Da viele und verschiedene Nerven und Nervenbereiche davon betroffen sind, spricht man auch von einer Polyneuropathie. Schon bei Erkennung des Diabetes haben fast zehn Prozent der Typ-II-Diabetiker Hinweise auf eine diabetische Neuropathie. Man muß davon ausgehen, daß nach 15jähriger Diabetesdauer mindestens 50 Prozent aller Diabetiker irgendeine Form der diabetischen Neuropathie entwickelt haben.

Nicht nur bei langfristig zu hohen Blutzuckerwerten kann eine Neuropathie auftreten. Auch Alkohol und Nikotin sind Nervengifte, vor allem übermäßiger und langer Alkoholgebrauch kann zur Neuropathie führen.

Die ursächliche Behandlung der Diabetiker, die eine Neuropathie haben, ist eine optimale Diabeteseinstellung und – wenn nötig – der Verzicht auf Alkohol. Zur medikamentösen Zusatzbehandlung werden Medikamente versucht, deren Einsatz theoretisch begründet werden kann. Durch eine Infusionsbehandlung mit Alpha-Liponsäure erzielt man aber nicht immer eine Linderung der Schmerzen und Mißempfindungen in den Füßen und Beinen.

Wo eine Neuropathie auftreten kann

Die Neuropathie kann alle Teile des menschlichen Nervensystems betreffen. Dazu gehören häufig die Gefühlsnerven an den Füßen und Beinen. Vereinzelt auftretene Muskellähmungen können ebenso mit einer diabetischen Neuropathie zusammenhängen wie Ausfälle des unwillkürlichen, nicht dem Bewußtsein zugänglichen Nervensystems. Solche Zeichen der sogenannten autonomen Neuropathie können Magenentleerungsstörungen, eine Blasenlähmung, Potenzstörungen beim zuckerkranken Mann oder auch gefährliche Herzrhythmusstörungen und stumme Herzinfarkte sein.

Medikamente, die das Schmerzempfinden dämpfen, die beruhigend wirken oder die als echte Schmerzmittel eingesetzt werden, wirken gegen die Beschwerden, aber nicht gegen die Ursache.

Die vielen Gesichter der Neuropathie

Die häufigste Form der diabetischen Neuropathie betrifft die Füße und Unterschenkel. Sie führt dort oft zu Mißempfindungen wie Taubheitsgefühl, Ameisenlaufen, Brennen oder stechende Schmerzen, die besonders nachts und in der Wärme bemerkt werden. Oft geht auch das Gefühl für Kälte oder Wärme oder für einen vermehrten Druck auf die Füße verloren. Dadurch kann leicht einmal eine Verletzung am Fuß unbemerkt bleiben oder vernachlässigt werden. Der Beginn des sogenannten diabetischen Fußsyndroms (Seite 93) ist dann vorprogrammiert.

Eine autonome diabetische Neuropathie kann die inneren Organe befallen, die von dem unwillkürlichen, autonomen Nervensystem versorgt werden. Wenn der Magen befallen ist, kann der Speisetransport deutlich verlangsamt sein. Dies muß nicht unbedingt Beschwerden machen, häufig wird die Diagnose zufällig gestellt. Wenn die Speisen zu lange im Magen liegenbleiben und nur verzögert in den Darm übergehen, dann kann dies auch für unregelmäßige Blutzuckerverhältnisse nach den Mahlzeiten und für ungewöhnliche Hypoglykämien mitverantwortlich sein. Bei solchen Magenentleerungsstörungen kann der Arzt Cisaprid verordnen.

Auch Harnwege, Harnblase und Geschlechtsorgane können auf verschiedene Weise durch eine Neuropathie betroffen sein. Sehr belastend ist eine diabetische Blasenlähmung. Der Betroffene hat das Gefühl einer stets unvollständigen Blasenentleerung. Untersuchung und Behandlung müssen durch einen Urologen erfolgen.

Die autonome Neuropathie am Herz– und Gefäßsystems ist zwar nicht so häufig, aber besonders problematisch und manchmal gefährlich. Das Herz kann sich mit seiner Schlaggeschwindigkeit nicht mehr so gut an Belastungen anpassen. Auch die Blutdruckregulation kann gestört sein, ein Blutdruckabfall kann plötzlich auftreten. Diabetiker mit einer autonomen Neuropathie des Herz– und Gefäßsystems müssen bei Narkose und Operationen besonders intensiv überwacht und behandelt werden.

Besonders gefürchtet: Impotenz

Potenzstörungen zuckerkranker Männer hängen stark mit einer Neuropathie zusammen, aber auch Durchblutungsstörungen können dazu beitragen. Auch ein schlecht eingestellter Diabetes mit einer allgemein verschlechterten Gesamtverfassung verringert ebenso wie andere schwere Erkrankungen die Lust zum sexuellen Kontakt. Außerdem kann man davon ausgehen, daß bei einer Diabetesbedingten Potenzstörung auch seelische Ursachen mitspielen. Es ist naheliegend, daß eine gering ausgeprägte organisch bedingte Impotenz durch die Angst vor einem erneuten Versagen zu einem tatsächlichen Versagen, zu einer anscheinend vollständigen Impo-

tenz führt. Schließlich können Genußgifte, Alkohol und Drogen eine Rolle bei der Potenzstörung spielen, die dabei notwendige Behandlung ist naheliegend.

Wenn Diabetiker die Befürchtung oder den Eindruck haben, daß sie an Störungen der Sexualfunktion leiden, dann sollten sie sich nicht scheuen, dieses belastende Thema mit ihrem Arzt zu besprechen. Auch in Ihrer Partnerschaft sollten Sie über diese Probleme sprechen. Wenn die Ursachen für die Störungen Ihrer Sexualfunktion gefunden sind, können Sie gemeinsam über die Möglichkeiten der Behandlung entscheiden.

Die gute Diabeteseinstellung ist eine Grundvoraussetzung bei der Behandlung von Störungen der Sexualfunktion von Diabetikern. Für die organisch bedingte Impotenz gibt es eine Reihe von Hilfen, über deren Einsatz Sie mit Ihrem Arzt entscheiden müssen. Ein Fachmann für die Behandlung der organischen Impotenz ist der Urologe, aber auch viele Diabetologen haben große Erfahrung mit den Möglichkeiten der Behandlung einer organischen Impotenz.

Behandlungsmöglichkeiten bei Impotenz

- Die Vakuumpumpe
- Die Schwellkörperautoinjektionstherapie (SKAT)
- Selten: Die operative Implantation einer Penisprothese

Der »diabetische Fuß«

Die »diabetischen Füße« oder das »diabetische Fußsyndrom« sind besonders schwerwiegende Komplikationen durch die diabetische Neuropathie und bei Durchblutungsstörungen. An den Füßen der Diabetiker entwickeln sich nach längerer Diabetesdauer mit langfristig hohen Blutzuckerwerten Nervenstörungen (Neuropathie) und manchmal auch Durchblutungsstörungen (Angiopathie). Es gibt aber viele Möglichkeiten, dieser Entwicklung vorzubeugen. Die richtige Fußpflege ist besonders wichtig (Seite 94).

Wichtig zur Vorbeugung

- Kontrollieren Sie täglich Ihre Füße und Ihre Schuhe!
- Pflegen Sie Ihre Füße richtig!
- Tragen Sie immer gutes Schuhwerk!

Vorbeugung durch richtige Fußpflege

Auch wenn Sie gesunde Füße haben und sich keine Sorgen zu machen brauchen, sollten Sie doch nie vergessen, daß Sie als Diabetiker ein erhöhtes Risiko für Fußprobleme haben.

Die tägliche Fußkontrolle sollten Sie vor allem dann durchführen, wenn Sie Nervenstörungen haben und deshalb nicht mehr sicher fühlen können, ob eine Verletzung oder andere Störungen am Fuß vorliegen. Achten Sie dabei sorgfältig auf Hautverfärbungen, kleine Verletzungen mit Entzündungen, Hornhautbildung, Schwielenbildung, Hühneraugen, rissige Haut, Blasen, Fußpilz, eingewachsene Nägel und andere Auffälligkeiten. Wenn Sie solche Veränderungen bemerken, sollten Sie auf jeden Fall immer den Rat und die Hilfe von ärztlichen Fachleuten in Anspruch nehmen.

Nicht jeder kann seine Füße selbst gut kontrollieren, denn nicht jeder ist beweglich genug. Man kann sich aber einen Spiegel auf den Boden stellen und darin die Füße von allen Seiten betrachten. Wenn Sie nicht mehr gut sehen können, dann bitten Sie jemand anderen darum, Ihre Füße zu kontrollieren.

Zur Fußpflege gehört auch eine regelmäßige Kontrolle Ihrer Schuhe. Untersuchen Sie mit der Hand das Innere Ihrer Schuhe auf Fremdkörper oder Unregelmäßigkeiten, bevor Sie die Schuhe anziehen.

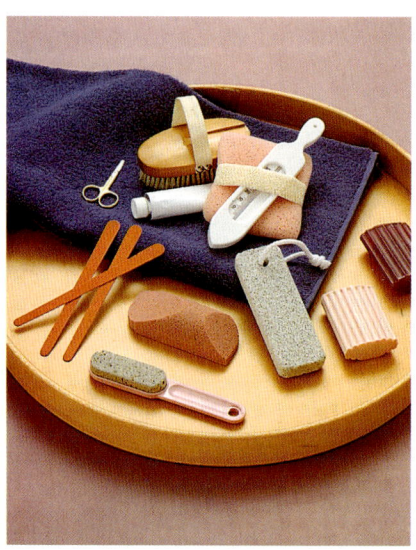

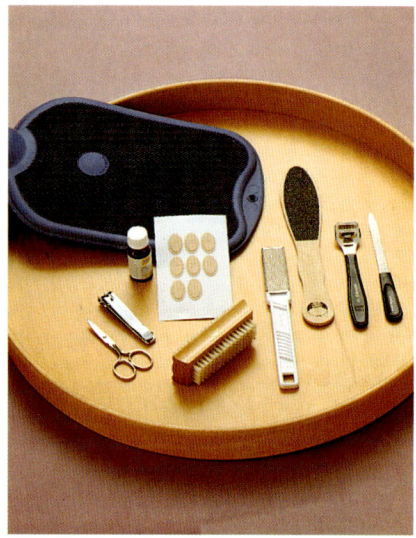

Nur verwenden, womit Sie sich nicht verletzen können.

Diese Gegenstände sollten Sie nicht benützen.

Zur erfolgreichen Fußpflege gehört die Auswahl und Benutzung des richtigen Schuhwerks. Diabetiker sollten dies besonders beherzigen. Geeignete Schuhe helfen, die Entwicklung zum diabetischen Fuß zu vermeiden. Gute Schuhe kosten Geld, sparen Sie nicht dadurch, daß Sie Sonderangebote und billige Schuhe bevorzugen. Scheuen Sie sich auch nicht, gut passende, aber etwas breitere Schuhe zu tragen.

Praktische Empfehlungen zur Fußpflege

• Kontrollieren Sie jeden Tag Ihre Füße!

• Waschen Sie Ihre Füße täglich sorgfältig in lauwarmem Wasser von etwa 37 °C. Verwenden Sie neutrale Seife. Trocknen Sie die Füße immer gut ab, auch zwischen den Zehen.

• Verwenden Sie keine Wärmflaschen oder ähnliches für die Füße. Tragen Sie zum Wärmen der Füße Wollsocken.

• Schneiden Sie Ihre Nägel nach dem Bad. Achten Sie darauf, die Nägel nicht zu kurz zu schneiden.
• Schneiden Sie nicht selbst Hornhaut und Hühneraugen, verwenden Sie keine Hornhautpflaster und vermeiden Sie auch andere die Füße gefährdenden Maßnahmen. Lassen Sie übermäßige Hornhaut oder Hühneraugen von einer medizinischen Fußpflegerin entfernen.
• Vermeiden Sie bei der Fußpflege Gegenstände und Hilfsmittel, mit denen man sich leicht verletzen kann, wie spitze Scheren, Nagelhautscheren, Nagelzwicker, Hornhauthobel, Hautmesser oder Rasierklingen.
• Überprüfen Sie täglich Ihre Füße auf Verletzungen und Entzündungen.
• Gehen Sie mit Fußproblemen oder Verletzungen sofort zu Ihrem Arzt.
• Vermeiden Sie das Rauchen. Rauchen reduziert die Blutversorgung und gefährdet so Ihre Füße.

1.

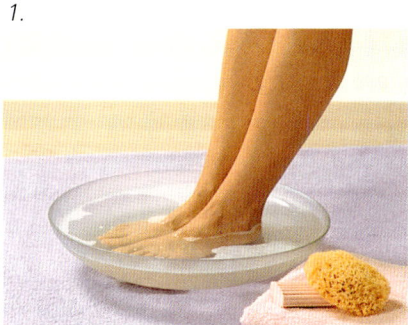

2.

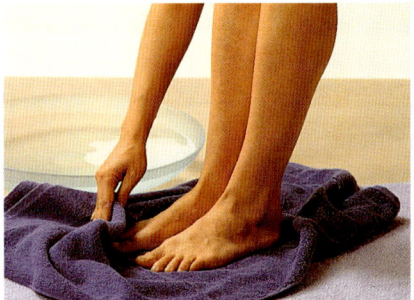

3.

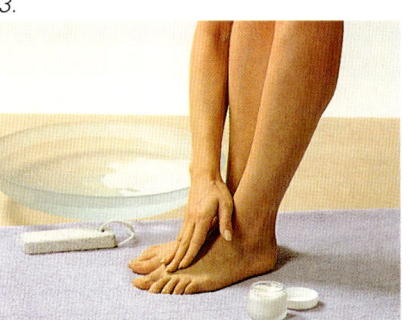

4.

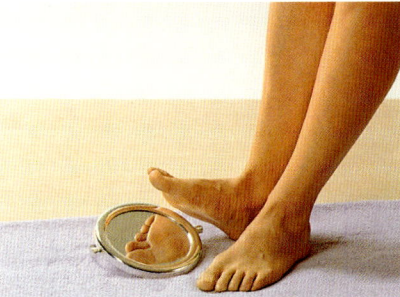

1. Waschen Sie täglich Ihre Füße wenige Minuten in lauwarmem Wasser.
2. Trocknen Sie die Füße immer gut ab, auch zwischen den Zehen.
3. Reiben Sie Ihre Füße sorgfältig mit fetthaltiger Creme ein.
4. Mit Hilfe eines Spiegels können Sie Ihre Füße von allen Seiten betrachten.

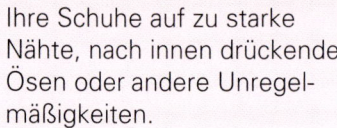

Richtige Schuhe und Strümpfe

● Laufen Sie nicht barfuß.

● Ihre Schuhe sollen ausreichend Platz und Höhe, Breite und Länge haben, damit sich Ihre Füße und Zehen wohl fühlen.

● Wählen Sie Schuhe mit weichem Oberleder, wenn nicht sehr feste Schuhe nötig sind.

● Wählen Sie Schuhe, die über die Sohlen einen festen Halt geben und die nicht seitlich zu stark verdreht werden können.

● Kaufen Sie Ihre Schuhe am späten Nachmittag, laufen Sie neue Schuhe langsam – zunächst täglich eine halbe Stunde lang – ein.

● Sorgen Sie stets für glatte Innensohlen und für ein möglichst nahtloses Futter. Kontrollieren Sie

Ihre Schuhe auf zu starke Nähte, nach innen drückende Ösen oder andere Unregelmäßigkeiten.

● Vermeiden Sie offene Schuhe, Sandalen oder Holzpantoffeln, in denen Sie beim Laufen den Fuß nicht richtig abrollen können und bei denen eine vermehrte Verhornung überlasteter Stellen wie zum Beispiel an den Fersen droht.

● Wechseln Sie Ihre Strümpfe täglich, tragen Sie nur frisch gewaschene Strümpfe aus Wolle oder Baumwolle.

● Vermeiden Sie Strümpfe mit einem zu festen Gummizug, der das Bein einschnürt und die Durchblutung stören kann.

● Vermeiden Sie Strümpfe mit dicken Nähten und zu große Strümpfe, die sich in Falten legen.

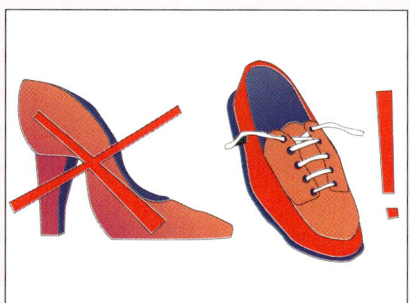

96

Kleines Trainings- programm für Ihre Gefäße

Auch Blutgefäße können trainiert werden. Wenn Sie beim Spazierengehen nach ein paar hundert Metern Schmerzen in den Beinen bekommen und bis zum Abklingen der Schmerzen stehen bleiben müssen, währenddessen vielleicht ein Schaufenster betrachten, ist diese sogenannte »Schaufensterkrankheit« ein wichtiges Zeichen für Durchblutungsstörungen in den Beinen oder Füßen. In dieser Situation helfen zum Beispiel Roll- oder Gehübungen oder Fußgymnastik als Gefäßtraining. Aber auch der Verzicht aufs Rauchen gehört zur richtigen Pflege der Füße und

Gefäße; bei fortgesetztem Rauchen bleiben die Füße in Gefahr, ja die Gefahr vergrößert sich noch.

Die folgende Fußgymnastik (Foto Seite 97 bis 99) sollten Sie täglich durchführen: Nehmen Sie sich 15 Minuten Zeit für Ihre Übungen. Wiederholen Sie jede Übung etwa zehn Mal. Führen Sie die Übungen nicht durch, wenn Sie bereits an einer Gangrän leiden oder wenn schon in Ruhe Schmerzen in den Waden oder Oberschenkeln auftreten. Unterbrechen Sie die Übungen sofort, wenn dabei Schmerzen auftreten, und gehen Sie baldmöglichst zum Arzt!

1.

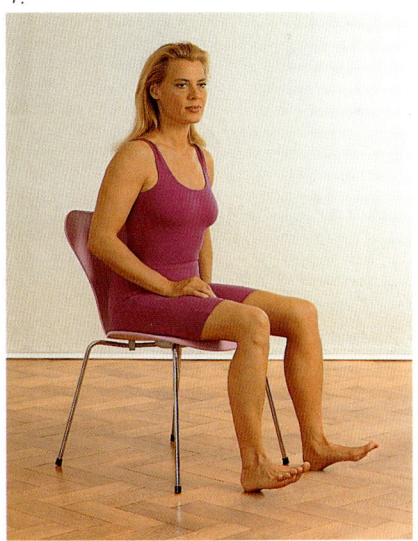

2.

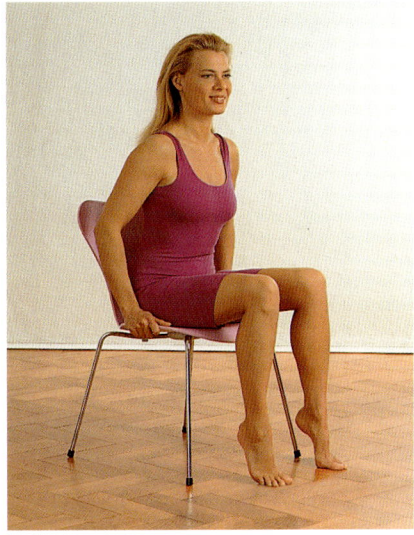

*Fußgymnastik:
1. Setzen Sie sich aufrecht auf einen Stuhl oder Hocker.
2. Heben Sie abwechselnd Vorfüße und Fersen an.*

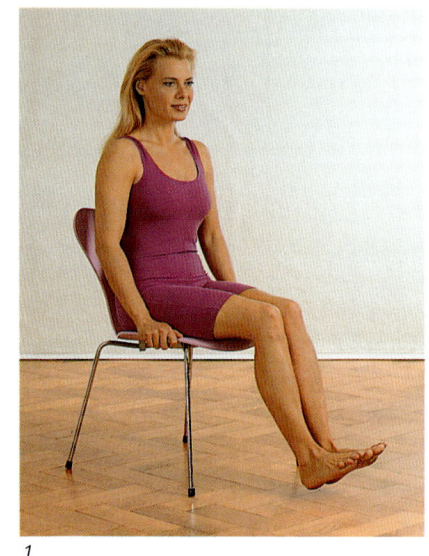

1.

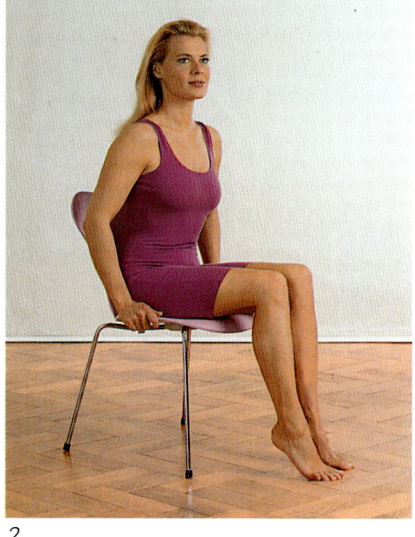

2.

3.

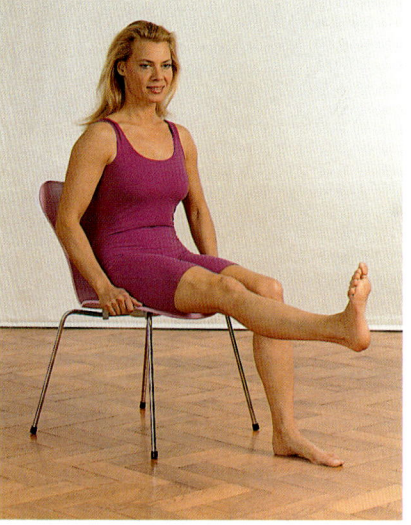

4.

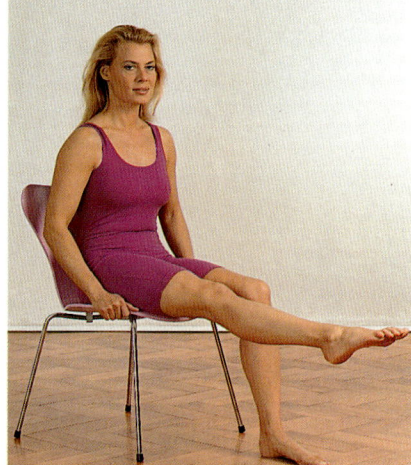

1. Heben Sie die Füße an und lassen Sie die Zehen nach außen kreisen.

2. Bleiben Sie mit den Zehen auf dem Boden und lassen Sie die Fersen kreisen.

3. Das Bein gestreckt anheben, die Ferse wieder auf den Boden setzen. Jedes Bein zehnmal.

4. Das Bein anheben. Strecken Sie zuerst das Kniegelenk und dann das Fußgelenk gerade durch. Fuß wieder aufsetzen. Jedes Bein zehnmal.

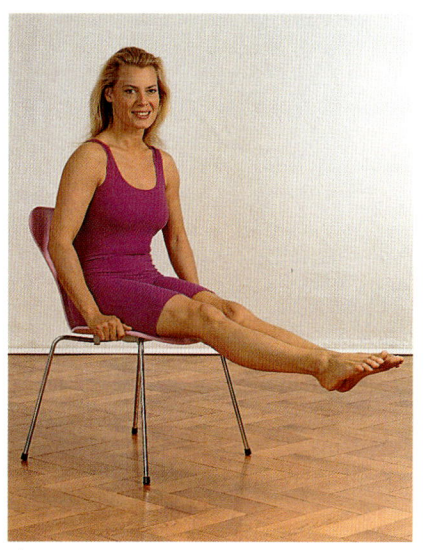

1.

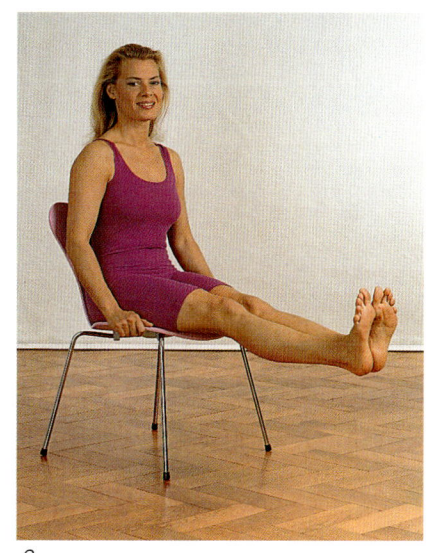

2.

3.

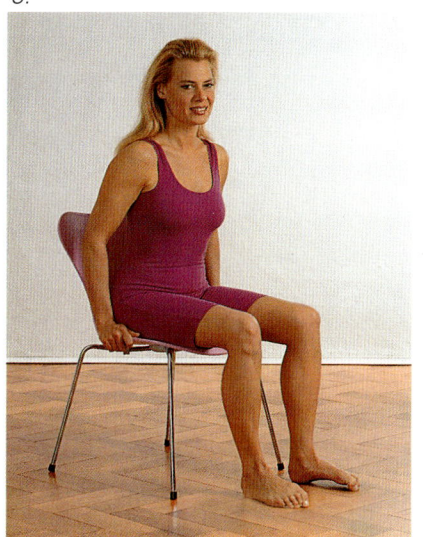

4.

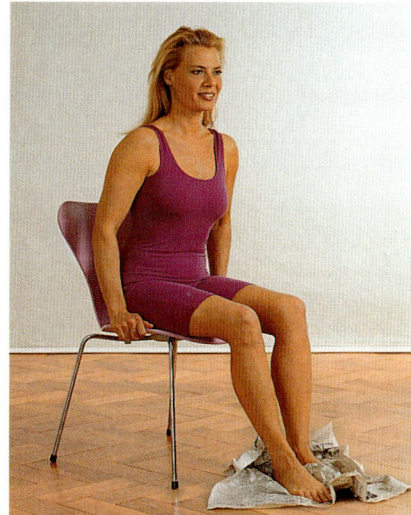

1. Halten Sie
beide Beine
gestreckt in der
Luft.
2. Strecken und
beugen Sie dabei
die Füße abwech-
selnd im Sprung-
gelenk.
3. Krallen Sie
Ihre Zehen und
strecken Sie sie
wieder aus.
4. Zerknüllen Sie
mit den Füßen
eine Zeitungs-
seite, dann mit
den Füßen wieder
glattstreichen
und zerreißen.

Der »schwerkranke« diabetische Fuß

Beim diabetischen Fußsyndrom kann ein Geschwür (Ulkus) oder ein Gewebsverlust (Gangrän) entstehen. In dieser Situation wird schlimmstenfalls eine Amputation im Fußbereich oder am Unterschenkel notwendig. Um dies zu vermeiden, sollten Sie sofort fachgerecht in einer Klinik behandelt werden. Spezialisten für das diabetische Fußsyndrom können Sie am besten behandeln und vielleicht eine Amputation vermeiden. Wenn dem Geschwür eine Nervenschädigung (Seite 91) zugrunde liegt, kann eine größere Amputation fast immer vermieden werden. Wenn dagegen schwerste Durchblutungsstörungen bestehen, läßt sich manchmal trotz Gefäßoperation eine Amputation nicht verhindern.

Kleine operative Eingriffe sind beim Ulkus oder bei der Gangrän immer nötig. Abgestorbenes Gewebe wird entfernt. Die Wunde wird freigelegt, sie muß offen und sauber bleiben, um abheilen zu können. Manchmal muß eine zu stark geschädigte Zehe ganz entfernt werden. Wenn dadurch der Fuß erhalten werden kann und abheilt, ist dies die schönste Belohnung für eine oft recht lang dauernde Behandlung im Krankenhaus.

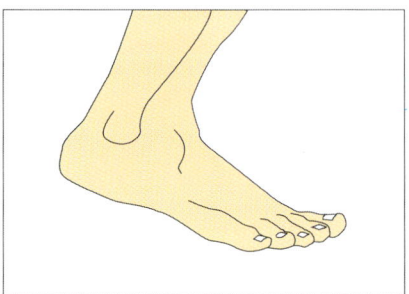
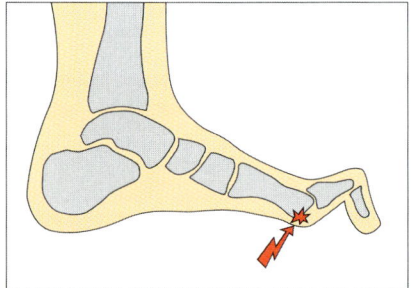
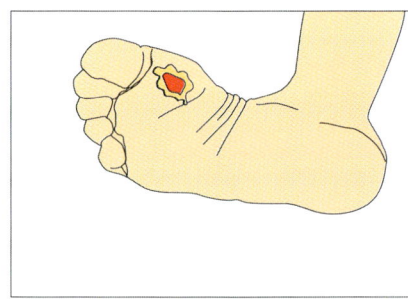

Im Gegensatz zum gesunden Fuß (oben) ist der markierte Bereich (Mitte) besonders gefährdet: Hier kann sich leicht ein Geschwür (unten) entwickeln.

Weitere Komplikationen

Zu hohe Blutdruckwerte

Bluthochdruck schädigt die Gefäße und damit das Herz und die Nieren. Bluthochdruck muß deshalb frühzeitig und konsequent behandelt werden. Das Ziel jeder Behandlung bei Bluthochdruck ist ein normaler Blutdruckwert. Wir wissen heute, daß schon gering erhöhte Blutdruckwerte die gefürchteten Schäden und besonders die Entwicklung der diabetischen Nephropathie (Seite 89) fördern können. Der Blutdruck muß deshalb konsequent auf Werte unter 140/90 mmHg gesenkt werden und so günstig bleiben.

Oft läßt sich schon durch eine Umstellung der Ernährung die Blutdrucknormalisierung erreichen. Die wichtigsten Grundregeln in der Ernährung lauten: Nehmen Sie – wenn nötig – an Gewicht ab und reduzieren Sie Ihren Alkoholkonsum! Essen Sie kochsalzarm (Seite 46)!

Sehr häufig ist eine medikamentöse Behandlung des erhöhten Blutdrucks nötig und erfolgreich. Dafür gibt es verschiedene Medikamentengruppen. Die Gruppe der sogenannten ACE-Hemmer und die Gruppe der sogenannten Calciumantagonisten gelten als besonders geeignet für die Behandlung des Bluthochdrucks bei Diabetikern. Nehmen Sie die verordneten blutdrucksenkenden Medikamente regelmäßig ein!

Wichtig: Blutdruck selbst kontrollieren!

Wie bei der Einstellung des Diabetes, so ist auch bei der Einstellung eines erhöhten Blutdrucks die Selbstkontrolle unverzichtbar. Nur mit einer regelmäßigen Blutdruckselbstkontrolle ist die Behandlung komplett und erfolgreich. Besorgen Sie sich ein geeignetes, automatisches Blutdruckselbstmeßgerät! Führen Sie regelmäßig die Blutdruckselbstkontrolle durch! Protokollieren Sie alle Meßwerte und besprechen Sie Ihre Blutdruckwerte mit Ihrem Arzt! Die Blutdruckselbstkontrolle gehört zu einer erfolgreichen Blutdruckbehandlung.

Wenn dadurch der Blutdruck normalisiert worden ist, sollten Sie nicht mit der medikamentösen Behandlung aufhören. Meist ist eine Dauerbehandlung erforderlich, um den Blutdruck auch im Normalbereich zu halten. Kontrollieren Sie auch selbst regelmäßig Ihren Blutdruck.

Zu hohes Körpergewicht

Die Notwendigkeit für eine Gewichtsabnahme ist leicht zu begründen, ein Erfolg wird oft nur schwer erreicht. Da die Gewichtsabnahme für alle übergewichtigen Typ-II-Diabetiker zur Grundlage der Behandlung und in den Mittelpunkt der Ernährungsmaßnahmen gehört, sind Hinweise zur Änderung des Ernährungsverhaltens bei zentraler Fettsucht besonders wichtig (Seite 50).

Wenn Sie eine Fettsucht, also ein zu hohes Körpergewicht haben und wenn Sie deshalb, wegen Ihrer Gesamtsituation und wegen der damit verbundenen Risiken, an Gewicht abnehmen müssen, dann bitten Sie Ihren Arzt um die Vermittlung einer fachgerechten Ernährungsberatung. Besprechen Sie mit der Ernährungsberaterin oder mit der Diätassistentin Ihre bisherigen Ernährungsgewohnheiten und vor allem die Möglichkeiten, diese Gewohnheiten allmählich und in kleinen Schritten zu verändern.

Planen Sie eine langsame Gewichtsabnahme. Nutzen Sie den besprochenen Ernährungsplan. Ändern Sie nicht sofort radikal zuviele Gewohnheiten, sondern versuchen Sie, kleine Erfolge zu sammeln. Und seien Sie sicher: Sie können mit einer ballaststoffreichen, leckeren Kost abnehmen, ohne zu hungern.

Zu hohe Blutfettwerte

Diabetiker haben häufig erhöhte Werte für Cholesterin und Triglyzeride. Diese erhöhten Blutfettwerte hängen oft von einer schlechten Diabeteseinstellung ab. Wenn Sie trotz guter Blutzuckereinstellung erhöhte Blutfette behalten, dann müssen Sie durch eine geeignete Ernährung und vielleicht auch durch Medikamente für eine Normalisierung der Blutfettwerte sorgen.

Die wichtigsten Empfehlungen dazu betreffen wieder das Körpergewicht und die Zusammensetzung Ihrer Ernährung. Streben Sie ein möglichst günstiges Körpergewicht an, vermindern Sie Ihr erhöhtes Körpergewicht, indem Sie Fett

Erfolgreich abnehmen gelingt, wenn die Ernährungsgewohnheiten Schritt für Schritt geändert werden

Wenn andere Krankheiten dazukommen

bei der Ernährung einsparen. Reduzieren Sie Ihren Alkoholkonsum. Bewegen Sie sich mehr als bisher, um auf diese Weise eine günstigere Zusammensetzung der Blutfette zu erreichen. Geben Sie unbedingt das Rauchen auf, das seinerseits zu einer vorzeitigen Arteriosklerose führen kann.

Werden Sie Nichtraucher!

Als Diabetiker wissen Sie natürlich von den Risiken des Rauchens. Als rauchender Diabetiker wissen Sie natürlich auch, daß Sie aus medizinischen Gründen mit dem Rauchen aufhören müssen. Wollen Sie auch wirklich mit dem Rauchen aufhören? Die Grundlage für einen Erfolg dabei ist Ihr fester Wille dazu und die klare Entscheidung, von nun an nicht mehr zu rauchen. Wenn Sie diese Entscheidung getroffen haben, dann kann Sie auch nichts mehr davon abhalten.

Zur Hilfe bei der Entwöhnung vom Rauchen wird vieles angeboten: Kurse, Broschüren, Akupunktur, Medikamente – vielleicht hilft Ihnen etwas davon. Am meisten hilft Ihnen aber Ihre eigene Entscheidung und Ihr Wille. Entscheiden Sie für sich selbst und tun Sie es für sich selbst – Sie werden Erfolg haben.

Akute Erkrankungen wie zum Beispiel fieberhafte Infekte können die Diabeteseinstellung stören und zu erhöhten Blutzuckerwerten oder auch zu einer Stoffwechselentgleisung mit Acetonausscheidung führen. Manchmal sind die hohen Blutzuckerwerte oder die Stoffwechselentgleisung sogar die ersten Zeichen eines bisher nicht erkannten Infektes. In dieser Situation ist immer eine intensivere Diabetesbehandlung nötig als in gesunden Tagen.

Bei Erbrechen, bei Durchfall und bei verringerter oder ganz unterbrochener Nahrungsaufnahme ist es falsch, wenn insulinbehandelte Diabetiker nun ihr Insulin weglassen, weil sie selbst oder weil andere meinen, daß sie kein Insulin brauchen. Vergessen Sie nie, daß Ihr Organismus ständig Insulin braucht, auch dann, wenn Sie nichts essen können oder wenn Sie Ihre Nahrung nicht bei sich behalten können. Schon der vorübergehende Verzicht auf Insulin führt rasch zu einer schweren Stoffwechselentgleisung.

Als insulinspritzender Diabetiker sollten Sie alle zwei bis drei Stunden Ihren Blutzucker messen, um zu erkennen, ob Sie nicht sogar mehr Insulin benötigen. Wenn Sie dazu Normalinsulin verwenden,

Auch wenn keine Nahrung aufgenommen wird, braucht der Körper Insulin

103

»Steter Zucker zehrt am Zahn«

Bei Diabetikern findet man noch öfter als bei Nichtdiabetikern eine Parodontose, die vermutlich nicht vom Diabetes verursacht wird. Aber durch eine lang dauernde schlechte Diabeteseinstellung wer- den solche Zahnbetterkrankungen gefördert.

Vorbeugung: Pflegen Sie Ihre Zähne besonders sorgfältig. Gehen Sie regelmäßig zur zahnärztlichen Untersuchung. Informieren Sie den Zahnarzt über Ihren Diabetes, damit er sich mit der Behandlung darauf einstellen kann. Grundsätzlich sind bei Diabetikern alle zahnärztlichen Behandlungen möglich.

dann können Sie die erhöhten Blutzuckerwerte durch eine entsprechende Insulinmenge korrigieren.

Beim Erbrechen hat man oft das Gefühl, daß man nichts bei sich behalten kann. Versuchen Sie dennoch, Ihre notwendige Kohlenhydratzufuhr zu sichern. Trinken Sie Cola-Getränke in kleinen Schlucken, nachdem Sie vorher die Kohlensäure herausgeschüttelt haben. Cola-Getränke sind manchmal hilfreich gegen den Brechreiz, etwa 100 Milliliter entsprechen einer Broteinheit. Vielleicht können Sie auch einige Salzstangen knabbern, die zugleich den drohenden Salzverlust ausgleichen. 15 bis 20 Salzstangen entsprechen etwa 12 Gramm Kohlenhydraten oder der Menge einer Broteinheit. Natürlich können Sie auch Tee mit Traubenzucker versuchen. Mischen Sie pro Tasse Tee zwei gehäufte Teelöffel Traubenzucker und geben Sie zusätzlich eine Prise Salz dazu.

Wenn Sie wegen Durchfall die Nahrung schlecht bei sich behalten können, dann sollten Sie die Kost schrittweise aufbauen. Fangen Sie mit gezuckertem Tee an, steigern Sie die Aufnahme dann mit Zwieback und Bananen und schließlich mit geriebenen Äpfeln, bevor Sie auf eine leicht verträgliche Kost übergehen, die fettarm und leicht verdaulich ist.

Manchmal sind medizinische Untersuchungen nötig, die den Ta-

Mit Diabetes im Krankenhaus

gesrhythmus und die Ernährungsweise unterbrechen. So müssen Sie zum Beispiel vor einer Magenspiegelung nüchtern bleiben. Wenn Sie eine intensive Insulintherapie durchführen, dann sollten Sie an diesem Tag zum späteren Zeitpunkt nur Ihr Verzögerungsinsulin spritzen und die Blutzuckerkorrektur mit Normalinsulin erst nach wiederholten Blutzuckerkontrollen durchführen.

Genauso wie bei kleineren Eingriffen können Sie bei einer Zahnbehandlung vorgehen. Bitten Sie Ihre Ärzte, die Untersuchungs- und Behandlungstermine möglichst früh am Morgen anzusetzen, damit Ihr Tagesrhythmus nicht zu sehr gestört wird.

Auf einen geplanten Krankenhausaufenthalt, ob er nun durch eine Operation oder durch die Behandlung einer anderen Krankheit notwendig wird, können Sie sich gut vorbereiten. Sie sollten dem Arzt im Krankenhaus bestimmte Informationen mitbringen, zum Beispiel Angaben über Ihre Medikamente, den Ernährungsplan, den Diabetiker-Ausweis, die Ergebnisse Ihrer Stoffwechselselbstkontrolle, Angaben über den Diabetes, über seinen Verlauf und seine Behandlung, die Ergebnisse von vielleicht früher einmal durchgeführten Untersuchungen. Nehmen Sie auch alle notwendigen Utensilien zur Stoffwechselselbstkontrolle und zur Insulintherapie mit ins Kranken-

Wichtig vor der Operation

Natürlich ist es bei Diabetikern besonders wichtig, daß schon vor der Operation eine gute Diabeteseinstellung erfolgte und daß bei bestehenden Komplikationen alle notwendigen Untersuchungen und

Behandlungsmaßnahmen durchgeführt werden. Wenn Diabetiker operiert werden, sollten die Ärzte zu Rate gezogen werden, die Erfahrung im Umgang mit Problemen der Stoffwechselführung und der Diabetesbehandlung haben.

In größeren Krankenhäusern sind die Voraussetzungen für eine umfassende Diabetesbetreuung bei Operationen eher erfüllt.

haus, und vergessen Sie nicht den Traubenzucker, den Sie vielleicht bei einer plötzlich auftretenden Hypoglykämie brauchen.

Wenn Sie notfallmäßig ins Krankenhaus kommen, können Sie vorher nichts planen und vereinbaren. Dann kann es vielleicht Probleme mit der Diabetesbehandlung geben, die Sie möglichst bald mit den Ärzten und Krankenschwestern besprechen sollten.

Bedenken Sie dabei, daß Sie wegen einer zusätzlichen Erkrankung ins Krankenhaus gekommen sind und daß in diesem Zusammenhang höhere Blutzuckerwerte auftreten können. Gerade bei der Notfallbehandlung ist es zunächst wichtiger, die akute Erkrankung zu behandeln; der Diabetes muß weiterbehandelt werden, steht in dieser Situation aber nicht an erster Stelle.

Operationen sind bei gut eingestellten Diabetikern ebenso erfolgreich wie bei Nichtdiabetikern

Diabetiker können operiert werden

Gut vorbereitete Diabetiker können genauso erfolgreich operiert werden wie Nichtdiabetiker. Diabetiker, die mit einer schlechteren Diabeteseinstellung zur Operation ins Krankenhaus kommen, können bei ausreichender Vorbereitungszeit eine bessere Diabeteseinstellung

erreichen und dann ohne zusätzliches Risiko operiert werden. Nur Diabetiker in sehr schlechter Stoffwechselsituation sollten – wenn möglich – nicht direkt operiert werden. Hier hilft eine Verbesserung der Stoffwechsellage zur Verringerung des Risikos durch Narkose und Operation.

Unsere Erfahrungen mit Herzoperationen bei Diabetikern und Nichtdiabetikern zeigen, daß auch sehr große und lang dauernde operative Eingriffe von Diabetikern genauso gut überstanden werden wie von Nichtdiabetikern. Bei einer Überprüfung der Operationsergebnisse und der Operationskomplikationen innerhalb eines Jahres nach einer großen Herzoperation fanden wir keine besonderen Unterschiede zwischen Diabetikern und Nichtdiabetikern. Auch die für die Statistik so wichtige Überlebensrate nach großen Herzoperationen war bei Diabetikern ebenso groß wie bei Nichtdiabetikern.

10

Vorsorgeprogramm für Diabetiker

Vorbeugen – ebenso wichtig wie behandeln

Der Verlauf der chronischen Krankheit Diabetes und die dabei drohenden Komplikationen machen deutlich, daß zur Diabetesbehandlung auch die richtige Vorbeugung gehören muß. Die erfolgreiche Behandlung ist immer auch eine wirkungsvolle Vorbeugung.

Vorbeugung und Behandlung gehören beim Diabetes zusammen. Wenn bei den Vorsorgeuntersuchungen beginnende Komplikationen erkannt werden, muß mit einer entsprechenden Behandlung reagiert werden. Die richtige Behandlung von Komplikationen beugt ihrer weiteren Verschlimmerung vor. Diese Prinzipien gelten für alle Typ-I-Diabetiker und alle Typ-II-Diabetiker, auch wenn es für diese beiden Gruppen unterschiedliche Schwerpunkte in ihrem Vorsorgeprogramm gibt.

Zur Vorsorge gehören häufige und regelmäßig durchgeführte Untersuchungen. Manche Vorsorgeuntersuchungen sollten einmal im Quartal, manche mindestens einmal im Jahr durchgeführt werden.

Mindestens einmal im Quartal sollte Ihr Arzt den HbA1c-Wert, die Blutzuckerwerte, den Blutdruck und das Körpergewicht messen. Natürlich müssen Sie Körpergewicht, Blutdruck und Blutzucker auch selbst regelmäßig nach Ihrem

Jahr:	Datum (Tag/Monat)	/	/	/	/
	Vereinbarte Ziele für dieses Quartal				
Jahresziele	**In jedem Quartal**	(je nach Befund auch häufiger oder seltener)			
kg	→ Körpergewicht				
/ mmHg	→ Blutdruck (5 min. Ruhe)	/	/	/	/
bis	→ Blutzucker nücht./postpr.	/	/	/	/
/ %	→ HbA$_1$ / HbA$_{1c}$	/	/	/	/
pro Quartal	→ Schwere Hypoglykämien				
pro Tag/Wo	→ Häufigkeit Selbstkontrolle				
	Mikroalbuminurie				
	Beine (Inspektion, Pulse)				
	Einmal im Jahr	(je nach Befund auch häufiger oder seltener)			
<	→ Cholesterin				
> /<	→ HDL-/LDL-Cholesterin	/	/	/	/
<	→ Triglyceride				
	Kreatinin im Serum				
	Augenbefund				
	Beine (einschl. Gefäße)				
Außerdem	Periph./Auton. Neuropath.				
Wohlbefinden Nicht-Rauchen	Techn. Untersuch. (z.B. EKG)				

Wenn Sie bisher kein Vorsorgeprogramm hatten, dann planen Sie es umgehend mit Ihrem Arzt! Besorgen Sie sich einen »Gesundheits-Paß Diabetes«, Sie bekommen ihn günstig über den Deutschen Diabetiker-Bund (Seite 151).

üblichen Kontrollplan untersuchen, Sie sollten die Ergebnisse in Ihr Protokollheft eintragen und mindestens einmal im Quartal mit Ihrem Arzt besprechen.

Zur quartalsmäßigen Kontrolle gehört auch die Frage nach möglichen schweren Hypoglykämien und nach der Häufigkeit der Stoffwechselselbstkontrolle. Einmal im Quartal sollte die Albuminausscheidung im Urin überprüft werden. Einmal im Quartal sollten die Füße und Beine jedes Diabetikers untersucht werden; dazu gehört das Tasten der Fußpulse und die orientierende Kontrolle der Gefühlsnerven am Fuß durch die Überprüfung des Vibrationsempfindens mit einer Stimmgabel.

Nach den Vorgaben im Gesundheits-Paß Diabetes sollten Sie mindestens einmal im Jahr folgende Untersuchungen einplanen und für die Durchführung sorgen: Kontrolle des Fettstoffwechsels mit Bestim-

Wichtige Konsequenzen

mung von Cholesterin, HDL-Cholesterin, LDL-Cholesterin und Triglyzeriden; Untersuchung des Kreatinins im Serum, augenärztliche Untersuchung, weitergehende Untersuchungen der Füße und Beine einschließlich einer genaueren Gefäßuntersuchung, Untersuchungen auf das Vorliegen einer phersensiblen oder einer autonomen Neuropathie.

Der Gesundheits-Paß Diabetes

Seit 1995 steht allen Diabetikern der von der Deutschen Diabetes-Gesellschaft entwickelte Gesundheits-Paß Diabetes zur Verfügung, mit dem die Zusammenarbeit zwischen Diabetiker und Arzt bei der Vorsorge unterstützt wird. Im Gesundheits-Paß Diabetes können Diabetiker und ihre Ärzte die besprochenen Behandlungsziele festlegen und regelmäßig überprüfen. Sie können die Ergebnisse der Untersuchungen in einem Zeitraum von fünf Jahren im Gesundheits-Paß Diabetes protokollieren und vergleichen. Und sie können die richtigen Konsequenzen ziehen, wenn die Vorsorgeuntersuchungen auffällig sind.

Erhöhtes Körpergewicht? Legen Sie mit Ihrem Arzt das Zielgewicht so fest, daß Sie es nicht nur erreichen, sondern auch langfristig halten können.

Erhöhter HbA1c-Wert? Passen Sie zusammen mit Ihrem Arzt die Diabetesbehandlung an, um eine stabilere Diabeteseinstellung erreichen zu können.

Häufige oder schwere Hypoglykämien? Planen Sie mit Ihrem Arzt eine Diabeteseinstellung, mit der Sie Hypoglykämie-Probleme besser vermeiden können. Das Ziel einer guten Diabeteseinstellung ist erst erreicht, wenn beides stimmt, ein möglichst günstiger HbA1c-Wert und keine schweren oder sehr häufigen Hypoglykämien.

Erhöhter Blutdruck? Ihr Blutdruck sollte nicht über 140/90 mm Hg liegen. Bei höheren Blutdruckwerten muß eine Behandlung erfolgen. Seien Sie erst bei normalen Blutdruckwerten von nicht mehr als 140/90 mmHg mit Ihrer Behandlung zufrieden.

Mikroalbuminurie? Bei diesem frühen Zeichen für eine beginnende Nierenschädigung muß der Blutdruck stets unter 140/90 mmHg liegen. Auch bei bereits fortgeschrittener diabetischer Nierenschädigung kann eine solche konsequente Blutdrucksenkung einer weiteren Verschlechterung vorbeugen. Die Diabeteseinstellung soll so gut wie möglich sein.

Erhöhte Blutfette? Durch eine Verbesserung der Diabeteseinstellung lassen sich erhöhte Blutfette sehr häufig normalisieren. Gelegentlich ist eine zusätzliche medikamentöse Behandlung zur Normalisierung der Blutfette erforderlich.

Erhöhtes Kreatinin im Serum? Damit wird oft eine bereits fortgeschrittene diabetische Nierenschädigung angezeigt. Eine konsequente Blutdrucksenkung kann eine weitere Verschlechterung verzögern. Die Nierenfunktion muß häufiger als einmal im Jahr überprüft werden.

Veränderungen am Augenhintergrund? Die weiteren augenärztlichen Kontrollen müssen häufiger als einmal im Jahr erfolgen. Der Augenarzt kann feststellen, wann eine Laserbehandlung sinnvoll und nötig ist.

Nervenschäden? Nervenschäden, die zu vermindertem Empfinden für Schmerz und Temperatur oder auch zu Mißempfindungen und Schmerzen an den Füßen führen (periphere Neuropathie, Seite 90), können durch eine optimale Diabeteseinstellung und durch Medikamente zur Beeinflussung dieser Beschwerden behandelt werden.

Durchblutungsstörungen? Die sogenannte periphere arterielle Verschlußkrankheit muß weiter genau überwacht werden. Gefäßtraining (Seite 97) und Gehtraining sind Maßnahmen zur Förderung der verschlechterten Durchblutung. Regelmäßige Fußkontrolle und Fußpflege (Seite 94) sowie häufige ärztliche Untersuchungen sind erforderlich.

Koronare Herzkrankheit? Die Verengung der Herzkranzgefäße mit Durchblutungsstörungen des Herzmuskels zeigt sich häufig, aber nicht immer durch Schmerzen im Herzbereich, durch sogenannte Angina pectoris-Anfälle. Diabetiker können mit dem gleichen Erfolg wie Nichtdiabetiker mit der Ballondilatation oder mit einer Bypass-Operation behandelt werden.

Rauchen? Wenn Sie immer noch rauchen sollten, hören Sie besser heute als morgen damit auf (Seite 103).

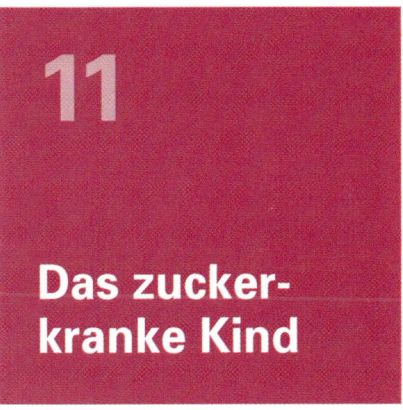

11

Das zucker-kranke Kind

Chancen für ein langes Leben

Weltweit gibt es über eine Million zuckerkranke Kinder. Für Deutschland rechnet man mit mehr als 15.000 zuckerkranken Kindern und Jugendlichen bis zum 19. Lebensjahr. Jährlich kommen über 1.400 neu am Diabetes erkrankte Kinder und Jugendliche dazu. Dabei kann der Diabetes in jedem Alter auftreten, im Säuglingsalter kommt es allerdings sehr selten dazu.

Zuckerkranke Kinder und Jugendliche haben so gut wie immer einen Typ-I-Diabetes. Zunächst besteht ein relativer Insulinmangel, später kommt es – meist recht bald – zu einem absoluten Insulin-mangel; das Stoffwechselverhalten ist eher instabil, starke Schwankungen der Blutzuckerwerte und eine große Insulinempfindlichkeit sind häufig.

Nur ganz selten entwickelt sich im Kindesalter eine Diabetesform, die dem Typ-II-Diabetes ähnelt. Diese seltene Form des MODY-Diabetes (Seite 21) ist sehr stark erblich. Es gibt einige Familien mit vielen Familienmitgliedern, die diesen Typ-II-Diabetes im jüngeren Alter bekommen; sie benötigen in den ersten Jahren ihres Diabetes für eine gute Stoffwechselein-stellung oft keine Insulinbehand-lung.

Erstbehandlung in der Klinik

Die erste Behandlung nach Beginn des Typ-I-Diabetes bei Kindern und Jugendlichen muß immer in einer Fachklinik erfolgen. Die erste Aufgabe der klinischen Behandlung von Kindern und Jugendlichen mit gerade festgestelltem Diabetes ist die rasche und gute Stoffwechseleinstellung.

Von Anfang an gehört dazu auch die Schulung der Kinder und Jugendlichen und ihrer Eltern, die am besten durch entsprechende Fachleute möglich ist. Wenn die Manifestation, der Beginn des Diabetes, mit ausgeprägten Beschwerden und einer starken Austrocknung verbunden ist oder wenn eine starke Übersäuerung oder sogar ein diabetisches Koma vorliegen, dann ist eine intensive Anfangsbehandlung mit Gabe von Infusionen und vorübergehender Insulingabe über die Infusionen erforderlich. Erst nach dem Ausgleich der akuten Stoffwechselstörung schließt sich die grundlegende Diabetesbehandlung an,

Die typischen Beschwerden

Meistens sind die Beschwerden beim Beginn so auffällig, daß der Diabetes kaum übersehen werden kann. Bisher normalgewichtige Kindern nehmen enorm an Gewicht ab. Sie wirken abgeschlagen und matt und fallen durch starken Durst, vermehrtes Trinken und vermehrtes Wasserlassen auf. Kleine Kinder, die bereits trocken waren, fangen wegen des vermehrten Wasserlassens oft wieder an, einzunässen. Zu diesen Beschwerden können die gefährlichen Zeichen der Stoffwechselentgleisung und des diabetischen Koma (Seite 26) kommen, wenn sich die Zuckerkrankheit sehr stürmisch und schnell entwickelt und wenn sie nicht gleich erkannt wird.

Eigentlich macht die Erkennung der Zuckerkrankheit beim Kind aber keine Schwierigkeiten, wenn man nur daran denkt. Die endgültige Diagnose wird durch den Nachweis einer Zuckerausscheidung im Urin und durch die erhöhten Blutzuckerwerte gesichert.

Die Weiterbehandlung

die dann auch nach der Entlassung aus der Klinik fortgesetzt werden kann.

Wenn der Diabetes »schleichend« beginnt

Bei annähernd der Hälfte aller Kinder und Jugendlichen beginnt der Diabetes eher schleichend und mit nicht so dramatischen Beschwerden über eine Zeit von wenigen Wochen.

Auch hier ist die Erstbehandlung in der Klinik nötig, allerdings ist eine Intensivbehandlung mit Gabe von Infusionen nicht notwendig. Natürlich wird sofort die Insulinbehandlung begonnen. Es ist das Ziel, die Stoffwechselstörung möglichst bald auszugleichen und eine Insulinbehandlung einzuüben, die auch im Alltag fortgesetzt werden kann.

Bei Kindern und Jugendlichen kommt es sehr häufig kurz nach Diabetesbeginn und nach der erfolgreichen Insulinbehandlung zu einer scheinbaren Erholung, die daran erkennbar ist, daß nur sehr geringe Insulinmengen zur erfolgreichen Behandlung nötig sind. Man nennt diese Zeit die Remissionsphase.

Die Remission ist meist zeitlich auf einige Monate begrenzt. In der Remissionsphase läßt sich der Diabetes besonders leicht erfolgreich einstellen. Häufig werden normale Blutzuckerwerte erreicht. So ist die Hoffnung mancher Eltern auf eine »Heilung« des Diabetes verständlich. So falsche Hoffnungen sollte man sich in der Remissionsphase aber nicht machen. Denn nach kurzer Zeit, nach mehreren Wochen oder einigen Monaten, kommt es zu dem vollen Bild des Typ-I-Diabetes mit der Neigung zu schwankenden Blutzuckerwerten und mit einem lebenslangen Insulinbedarf.

Gerade in der Remissionsphase sind häufige Blutzuckerkontrollen durch den Arzt und durch den Betroffenen selbst wichtig, um den zunehmenden Insulinmangel frühzeitig an den steigenden Blutzuckerwerten erkennen zu können. Dann muß immer die Insulinbehandlung angepaßt werden, bei

Auch wenn es zu einer scheinbaren Erholung kommt: Der Diabetes kann nicht geheilt werden

steigenden Blutzuckerwerten ist zunehmend mehr Insulin in der Behandlung erforderlich. Am besten bewährt sich in dieser Situation die Form der intensivierten Insulintherapie, die auch bei erwachsenen Typ-I-Diabetikern zu den besten Behandlungserfolgen mit günstigen Blutzuckerwerten und einem nahezu normalen HbA1c-Wert beitragen kann.

Die kritische Phase der Pubertät

Während es in der Remissionsphase zu Beginn des Typ-I-Diabetes leicht möglich ist, eine erfolgreiche Diabetesbehandlung durchzuführen, ist dies in der kritischen Phase der Pubertät am schwiergsten. In dieser Zeit der Entwicklung und Reifung des Kindes bewirken wahrscheinlich verschiedene Hormone, besonders das in der Hirnanhangsdrüse gebildete Wachstumshormon, einen zusätzlichen Insulinbedarf und häufig ganz unerklärliche Blutzuckerschwankungen.

Ursachen für die in der Pubertät sehr labile Stoffwechselsituation sind auch das rasche Wachstum, die wechselnden Einflüsse einer unüberlegten Ernährung und vor allem die seelische Unruhe und Unausgeglichenheit der Jugendlichen in dieser Zeit der Entwicklung.

Gerade in der Pubertät braucht jeder Jugendliche viel Verständnis von Seiten der Eltern. Oft stehen die Jugendlichen den Anforderungen der Diabetesbehandlung eher ablehnend gegenüber. Es bedarf sehr viel Fingerspitzengefühl bei der Familie und den behandelnden Ärzten, da die jungen Menschen sich in der Pubertät neu orientieren und dabei mit vielen anderen Dingen beschäftigt sind, bei denen der Diabetes eher als Störung erlebt wird.

Einfluß auf Wachstum und Entwicklung

Die Pubertätsentwicklung verläuft bei schlechter eingestellten zuckerkranken Jungen und Mädchen verzögert; die erste Regelblutung tritt im Vergleich zu nicht zuckerkranken Mädchen verspätet auf. Wachstum und Reifung zuckerkranker Kinder und Jugendlicher hängen also in erster Linie davon ab, wie gut die langfristige Stoffwechseleinstellung gelingt.

Sehr gut eingestellte Kindern unterscheiden sich in Wachstum und Entwicklung nicht von nicht zuckerkranken Kindern.

Insulinbehandlung: am besten intensiv

Der Beginn der Insulinbehandlung erfolgt am besten immer in der Klinik. Schon beim Beginn werden die Weichen für die zukünftige Insulinbehandlung gestellt. Dabei spielt das Alter der Kinder natürlich eine besondere Rolle.

Bei Kleinkindern und Schulkindern bis zum zwölften Lebensjahr gibt es praktische Gründe, die eigentlich am besten geeignete intensive Insulintherapie (Seite 70) noch nicht im vollen Umfang einzusetzen. Zum Glück gelingt es anfangs auch sehr häufig, mit sehr niedrigen Insulinmengen und mit nur zwei Insulininjektionen am Tag gute Blutzuckerwerte zu erreichen. Diese sogenannte konventionelle Insulintherapie (Seite 70) mit einer Mischung von Verzögerungsinsulin und Normalinsulin am Morgen vor dem ersten Frühstück und abends vor dem Abendessen erlaubt eine begrenzte Anpassung des Insulins an den Bedarf. Der Bedarf wird durch die Blutzuckerwerte und durch die Ernährung bestimmt.

Insulinbehandlung – ein Leben lang

Jedes zuckerkranke Kind, jeder zuckerkranke Jugendliche muß lebenslang mit Insulin behandelt werden. Dabei gilt das gleiche Verständnis für die umfassende Diabetesbehandlung wie bei erwachsenen Typ-I-Diabetikern.

Die Insulinbehandlung kann nicht isoliert, sondern nur in Verbindung mit einer vernünftig geplanten und verantwortungsvoll durchgeführten Ernährung erfolgreich sein. Auch bei Kindern und Jugendlichen mit Diabetes ist deshalb die richtige Ernährung, die Diät, ein wichtiger Bestandteil der umfassenden Diabetesbehandlung.

Bei der Insulinbehandlung von Kindern und Jugendlichen gibt es die gleichen Anpassungsmöglichkeiten wie bei erwachsenen Typ-I-Diabetikern. Auch die praktischen Empfehlungen zur Spritztechnik, zum Spritz-Eß-Abstand und zur Blutzuckerselbstkontrolle sind die gleichen. Vor allem die Empfehlung zur individuellen Insulinbehandlung ist ebenso wichtig wie bei erwachsenen Typ-I-Diabetikern.

Die intensive Insulinthe-rapie ermög-licht, das Alltagsleben selbstbe-stimmt zu gestalten

Nach der Remissionsphase steigt der Insulinbedarf, damit steigen auch die Insulinmengen in der morgendlichen und der abendli-chen Insulininjektion. Zusammen-gerechnet benötigen viele Kinder und Jugendliche zwischen einer halben und einer ganzen Einheit Insulin pro Kilogramm ihres Körper-gewichts.

Bei dem absoluten Insulinman-gel und den dadurch begründeten ausgeprägten Blutzuckerschwan-kungen ist eigentlich in jedem Al-ter die intensive Insulintherapie am günstigsten. Bei Kleinkindern und Schulkindern bis zum zwölften Lebensjahr läßt sich diese Behand-lungsform aber nicht so leicht verwirklichen, da die notwendige späte Insulingabe nach 22 Uhr nicht gut mit dem Tagesrhythmus des kleinen Kindes zusammen-paßt. Dennoch entschließen sich viele Eltern zur viermaligen tägli-chen Insulingabe und geben auch nach 22 Uhr ihrem schlafenden Kind die letzte Insulininjektion, wenn große Blutzuckerschwan-kungen mit der konventionellen Insulinbehandlung nicht zu beherr-schen sind.

Bei der intensiven Insulinbe-handlung berücksichtigt man den dauernden Grundbedarf an Insulin und den zusätzlichen Insulinbedarf vor den drei Hauptmahlzeiten mor-gens, mittags und abends. Der Grundbedarf wird mit lange wir-kendem Verzögerungsinsulin ge-deckt, frühmorgens und möglichst spät, am besten nach 22 Uhr am Abend, wird Verzögerungsinsulin gespritzt. Für die Injektionen vor den Hauptmahlzeiten wird rasch wirkendes Normalinsulin verwen-det, am Morgen kann das Normal-insulin mit dem Verzögerungsinsu-lin in einer Spritze gemischt wer-den, so daß morgens nur eine Injektion nötig ist.

Diese Form der intensiven Insu-linbehandlung muß von täglichen Blutzuckerkontrollen begleitet wer-den. Die intensive Insulinbehand-lung ist durch die häufigen Injektio-nen und die häufigen Blutzucker-bestimmungen belastet, sie erfor-dert sehr viel Wissen, Erfahrung und Entscheidungsfähigkeit der Eltern zuckerkranker Kinder oder der heranwachsenden Jugendli-chen selbst. Die intensive Insulin-therapie kommt aber auch dem Streben zuckerkranker Kinder und Jugendlicher und ihrer Eltern nach Selbstbestimmung und Unabhän-gigkeit entgegen und ermöglicht ihnen eine individuelle Gestaltung des Lebens im Alltag.

Ziele der Dauerbehandlung

Natürlich machen sich die Eltern zuckerkranker Kinder und Jugendlicher besondere Sorgen um deren Zukunft mit dem Diabetes. Gerade im Alltag der Dauerbehandlung stellen sich deshalb die Fragen nach den Behandlungszielen.

Diese auf die Zukunft gerichteten Behandlungsziele sind vor allem durch eine von Anfang an günstige Diabeteseinstellung erreichbar. Bei Kleinkindern und jungen Schulkindern tragen vor allem die Eltern die Last der täglichen Diabeteseinstellung und die Sorgen um eine erfolgreiche Diabetesbehandlung. Aber schon viele jüngere Kinder und vor allem die Jugendlichen können und sollen sich an der Stoffwechselkontrolle und an den Behandlungsmaßnahmen selbst aktiv beteiligen. Viele kleinere Kinder und alle jugendlichen Diabetiker erlernen rasch und leicht die Fähigkeiten und Fertigkeiten zur Blutzuckerselbstkontrolle und zu selbständigen Insulininjektionen. Sie können die Untersuchungsergebnisse selbst protokollieren und sich beim Behandlungsgespräch mit dem Arzt mit den eigenen Empfindungen und Überlegungen beteiligen.

Die erfolgreiche Diabetesbehandlung bei Kindern und Jugendlichen gelingt besser, wenn die jungen Diabetiker selbst in die Behandlung mit einbezogen werden und damit Aufgaben und einen Teil der Verantwortung übernehmen.

Ziele der Langzeitbehandlung beim Kind und Jugendlichen

- Ein normales Wachstum und eine altersentsprechende Entwicklung.
- Eine möglichst immer ausgeglichene Stoffwechsellage mit nahezu normalen Blutzuckerwerten.
- Die Vermeidung von Komplikationen durch die gute Diabeteseinstellung.
- Die Bewältigung der mit der Zuckerkrankheit verbundenen besonderen Anforderungen.
- Ein normales und nicht durch den Diabetes gestörtes Schul-, Berufs- und Sozialleben.

117

Diät als richtige Ernährung

Bei der Ernährung von zuckerkranken Kindern und Jugendlichen müssen die gleichen Prinzipien berücksichtigt werden wie bei der Ernährung von erwachsenen Typ-I-Diabetikern. Die Ernährung muß außerdem Wachstum und Gewichtsablauf berücksichtigen, sie muß alle Nährstoffe in der richtigen Menge enthalten. Die Verteilung auf viele Mahlzeiten im Laufe des Tages ist bei zuckerkranken Kindern wichtig, hierbei gibt es aber Unterschiede zwischen zuckerkranken Kindern mit zweimaliger Insulingabe und solchen mit einer intensiven Insulinbehandlung.

Wenn bei Kleinkindern und jungen Schulkindern noch die konventionelle Insulinbehandlung mit zweimaliger täglicher Injektion durchgeführt wird, dann muß auch eine konventionelle Ernährungsbehandlung mit sechs bis sieben kleineren berechneten Mahlzeiten am Tag durchgeführt werden. Bei dieser konventionellen Behandlung werden Essen und Trinken, die Nahrungsmittelmengen und die Mahlzeitenfolge an die Insulinbehandlung angepaßt.

Bei der intensiven Insulintherapie verfährt man dagegen nach dem Prinzip, die Insulinwirkung an die spontane Nahrungszufuhr anzupassen. Dazu müssen die Überlegungen zur richtigen Ernährung allerdings ebenfalls intensiv sein. Eine intensive Insulintherapie ist nur erfolgreich, wenn die Diabetiker auch sehr viel über die richtige Ernährung wissen und wenn sie dieses Wissen einsetzen. Bei der intensiven Insulintherapie kommen wenige Diabetiker auch mit nur drei frei gewählten Hauptmahlzeiten aus. Gerade Kinder und Jugendliche mit einem Typ-I-Diabetes schaffen dies aber nicht, viele wollen auch gern zwischendurch etwas essen, manche müssen dies zur Vermeidung trotzdem auftretender Hypoglykämien tun. Man sollte die viel diskutierte Möglichkeit der liberalen Ernährung nicht zu einem neuen Zwang für die Kinder und Jugendlichen mit Diabetes werden lassen. Hier hilft das Wissen um die spontane Ernährungsweise nicht zuckerkranker Jugendlicher, die sehr häufig im Laufe des Vormittags, irgendwann am Nachmittag und auch noch vor dem Schlafengehen etwas essen und damit eine »Zwischenmahlzeit« einhalten.

Ernährungsberatung

Essen und Trinken spielt natürlich für viele Kinder und Jugendliche mit Diabetes eine besondere Rolle. Die Beratung dazu ist erst dann

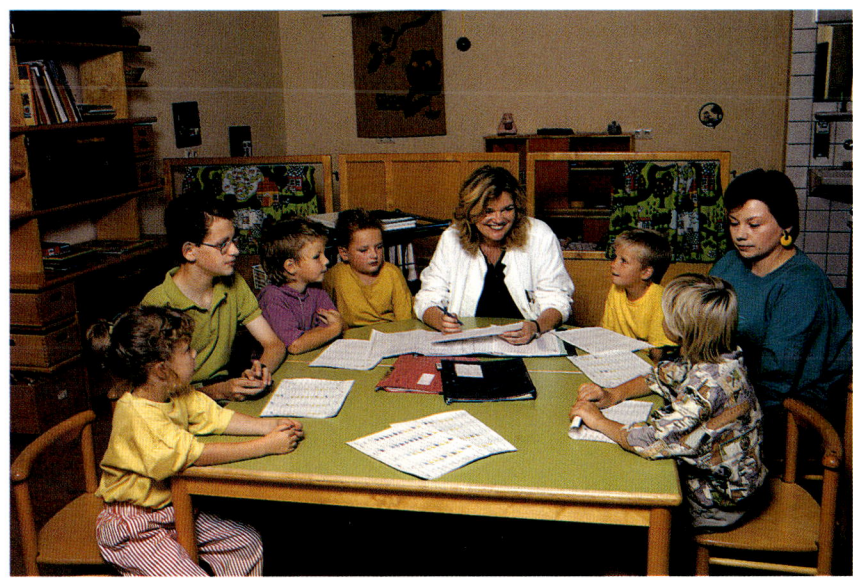

Mit kindgerechten Lernprogrammen ist Diabetikerschulung auch für die Kleinen möglich.

erfolgreich, wenn persönliche Neigungen berücksichtigt werden können. Doch nicht alle Wünsche können erfüllt werden. Besonders der ungezügelte Wunsch nach Süßigkeiten führt häufig zu einer ungünstigen Beeinflussung der Stoffwechsellage von Kindern und Jugendlichen mit Diabetes. Bei der Ernährungsberatung muß deshalb besonders auch das »richtige Naschen«, das heißt der vernünftige Umgang mit Zucker und mit Süßigkeiten besprochen werden. Zuckerkranke Kinder, zuckerkranke Jugendliche und ihre Eltern brau-

chen einen Diätplan, mit dem nicht alles festgelegt wird, der aber ein »Gerüst« für die Durchführung der gesunden Ernährung im Alltag ist. Wegen der wechselnden Voraussetzungen in Zeiten des Wachstums und der Entwicklung sind immer wieder erneute Ernährungsempfehlungen für zuckerkranke Kinder und Jugendliche nötig. Das Gespräch über die richtige Ernährung gehört ebenso zur ärztlichen Beratung wie die Überlegung zur täglichen Insulinbehandlung und die Diskussion über die Ergebnisse der Blutzuckerselbstkontrolle.

Stoffwechsel-selbstkontrollen

Blutzuckerselbstkontrollen gehören zur Behandlung zuckerkranker Kinder. Dieses Prinzip gilt eigentlich auch bei Kleinkindern, läßt sich aber nicht immer verwirklichen. Die Eltern zuckerkranker kleiner Kinder sollten aber wissen, daß die Blutzuckerselbstkontrollen (Seite 29) ein richtiges Bild der Stoffwechsellage geben. Die Harnzuckerselbstkontrolle (Seite 31) erlaubt dagegen nur begrenzt eine aktuelle Stoffwechselbeurteilung. Zwar kann der Diabetes bei kleinen Kindern auf der Grundlage regelmäßiger Harnzuckerkontrollen meist recht gut geführt werden, sobald die Kinder groß genug sind, sollte man aber den Blutzuckerselbstkontrollen den Vorzug geben.

Auch bei der Stoffwechsel-selbstkontrolle zuckerkranker Kinder und Jugendlicher kommt es besonders auf die Protokollierung der Befunde und auf die Entscheidungen zur Insulintherapie an, wenn man eine gute Diabeteseinstellung anstrebt.

Gerade für zuckerkranke Kinder und Jugendliche ist die gute Diabeteseinstellung sehr wichtig; man sollte dabei immer beachten, daß die regelmäßigen Blutzuckerselbstkontrollen die beste Grundlage für eine erfolgreiche Diabetestherapie darstellen. Deshalb sollten Eltern in Abhängigkeit von der Entwicklung des Kindes möglichst frühzeitig die Blutzuckerselbstkontrolle einführen und praktizieren.

Auch das Gewicht kontrollieren

Natürlich gibt es auch bei zuckerkranken Kindern und Jugendlichen alle anderen Kontrollmöglichkeiten, die auch bei Erwachsenen empfohlen werden. Insbesondere die regelmäßigen Gewichtskontrollen spielen auch im Kindes- und Jugendalter eine wichtige Rolle. Gerade bei der intensivierten Form der Insulintherapie kommt es immer wieder einmal zu einer langsamen Gewichtszunahme und zur Entwicklung einer Fettsucht, die auch bei zuckerkranken Kindern und Jugendlichen durch eine entsprechende Ernährungsumstellung vermieden werden sollte.

Bewegung und Sport

Die körperliche Bewegung und der Sport des Kindes und des Jugendlichen kann als eine wichtige Hilfe zur besseren Diabeteseinstellung verstanden werden. Oft ist damit zunächst einmal eine »Störung« der Einstellung verbunden. Denn durch die vermehrte Muskelarbeit kommt es zum Auftreten von Hypoglykämien und damit zu einer vorübergehenden »Störung« der eigentlich angestrebten ausgeglichenen Stoffwechselsituation. Für Kinder und Jugendliche ist Sport und Spielen nach den Mahlzeiten günstig. Denn in dieser Zeit ist die Gefahr der Unterzuckerung geringer. Natürlich sollten die zuckerkranken Kindern wissen, wie sich bei ihnen eine Hypoglykämie bemerkbar macht und was sie in dieser Situation tun können. Dazu sollten sie auch immer und überall genügend Traubenzucker bei sich haben, um bei einer Hypoglykämie sofort reagieren zu können.

Zuckerkranke Kinder sollen nicht vom Turnunterricht befreit werden. Man kann ihnen die Teilnahme am Sport und die Mitgliedschaft in einem Sportverein empfehlen; die Erfolgserlebnisse sind vielen Kindern und Jugendlichen wichtig. Zugleich sollten aber Sportleiter, Gruppenleiter oder Lehrer über den Diabetes des Kindes und über die Möglichkeiten einer Hypoglykämiebehandlung informiert sein. Es gibt Merkblätter, mit denen die Eltern zuckerkranker Kinder deren Lehrer über die wichtigsten Aspekte des Diabetes und seiner Behandlung aufklären können.

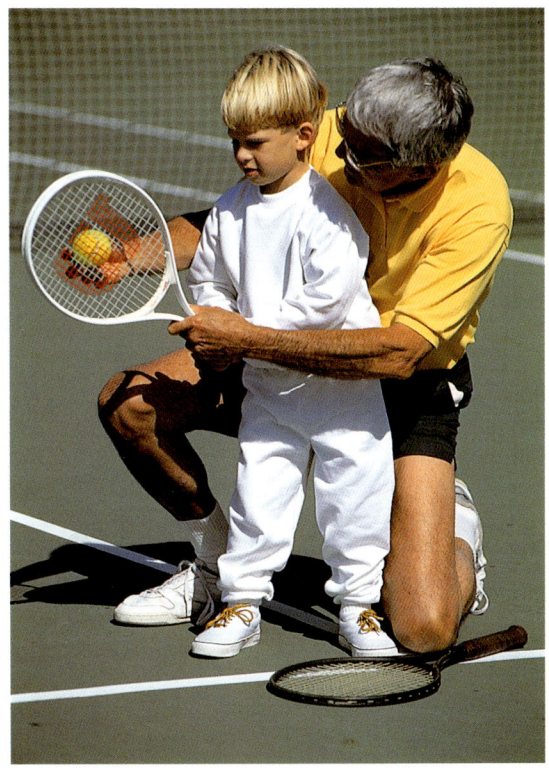

Sport hilft nicht nur bei einer besseren Diabeteseinstellung, sondern schafft Freude und Erfolgserlebnisse.

Hypoglykämien

Auch bei einer guten Diabetes-einstellung sind Hypoglykämien (Seite 74) nicht ganz zu vermeiden, zu häufige und schwere Hypoglyk-ämien sollten aber vermieden werden.

Wichtig für zuckerkranke Kinder bei Hypoglyk-ämien: erst essen, dann messen und nach-denken!

Zuckerkranke Kinder und Jugendliche sollten die Zeichen ihrer Hypoglykämie kennen und auch wissen, was sie dann tun kön-nen. Dazu gehört, daß sie immer und überall ausreichend Trauben-zucker bei sich haben.

Die Angst vor möglichen Hypo-glykämiefolgen ist bei vielen Eltern von zuckerkranken Kindern groß. Die Angst ist zwar verständlich,

aber ebenso wenig oder ebenso sehr berechtigt wie bei erwachse-nen Typ-I-Diabetikern, die sich über ihre Hypoglykämien Gedanken ma-chen. Die Möglichkeiten der Erken-nung, der Behandlung und der Vor-beugung von leichten und schwe-ren Hypoglykämien sind bei Kin-dern und Jugendlichen ebenso ge-geben; bei sehr kleinen und jungen Kindern müssen die Eltern viele damit zusammenhängende Aufga-ben übernehmen. Die Hypoglyk-ämie ist deshalb ein besonders wichtiges Thema in der Schulung zuckerkranker Kinder, zuckerkran-ker Jugendlicher und ihrer Eltern.

Vorsorgeprogramm für Kinder?

Alle Diabetiker können Komplika-tionen bekommen, wenn ihre Stoffwechseleinstellung über län-gere Zeit ungünstig ist. Für die Ent-wicklung solcher Diabeteskompli-kationen ist aber meist eine lange Zeit der schlechten Stoffwechsel-einstellung nötig. So ist es eher ungewöhnlich, daß Kinder und Ju-

gendliche nach einigen Jahren des Diabetes schon Komplikationen entwickeln, sehr selten kommt es aber doch einmal dazu. Weil dies grundsätzlich möglich ist, sollten auch zuckerkranke Kinder und Ju-gendliche von Anfang an Vorsorge betreiben.

Zuckerkranke Kinder und Jugendliche können und sollten sich dem allgemeinen Vorsorge-Programm anschließen und ihren persönlichen Gesundheits-Paß Diabetes führen (Seite 109).

Kindergarten, Schule und Ausbildung

Zuckerkranke Kinder können in den Kindergarten aufgenommen werden. Die Erzieherinnen und Erzieher sollten genau darüber Bescheid wissen, was sie während der Betreuung im Kindergarten zur Behandlung des Diabetes und zur Vermeidung und Behandlung von Hypoglykämien tun können. Hier wie in der Schule hilft eine Aufklärung der verantwortlichen Personen weiter.

Zuckerkranke Kinder sind den Anforderungen der Schule und der Ausbildung ebenso gewachsen wie nicht zuckerkranke Kinder. Sie sollten wie alle anderen eine möglichst umfassende Schulbildung erhalten. Wenn die Zuckerkrankheit erst in der Schulzeit beginnt, dann müssen sich zuckerkranke Kinder zunächst mit der besonderen Belastung auseinandersetzen. Gelegentlich wird es deshalb einmal zu Schulversäumnissen kommen, manchmal kommt es auch zu einem vorübergehenden Abfall der Schulleistungen. Gerade hier aber werden Eltern und Lehrer verständnisvoll genug sein, auf die veränderten Lebensbedingungen des zuckerkranken Kindes Rücksicht zu nehmen.

Zuckerkranke Kinder können am Schulsport, an Schulausflügen oder an Landschulheimaufenthalten teilnehmen. Es spricht auch nichts gegen die Teilnahme an Diabetiker-Ferienlagern, in denen zuckerkranke Kinder im Kreise einer größeren Gruppe Gleichaltriger Ferien erleben können. Sie erfahren dann, wie andere Kinder mit ihrem Diabetes fertig werden.

Den zuckerkranken Jugendlichen steht fast jeder Beruf offen. Sie sollten die Berufswahl vor allem nach ihren Interessen, ihrer Begabung, ihrer Leistungsfähigkeit und ihrer Schulbildung treffen. Allerdings gibt es einige Berufe, die für Diabetiker verschlossen bleiben (zum Beispiel Pilot, Lokomotivführer) oder die Diabetikern nicht empfohlen werden können (zum Beispiel Beschäftigungen mit Absturzgefahr, wenn es zu einer Hypoglykämie kommt).

Berufswahl und Berufsausbildung sind gerade für zuckerkranke Jugendliche und ihre Eltern ein wichtiges Thema. Die Deutsche Diabetes-Gesellschaft (Adresse Seite 151) hat über ihren Fachausschuß für diese sogenannten sozialen Fragen Empfehlungen und Richtlinien ausgearbeitet, die den zuckerkranken Jugendlichen selbst, ihren Eltern, den Arbeitgebern und Berufsberatern bei der vollen beruflichen Integration von Diabetikern helfen können.

Gemeinsame Bewältigung

Wenn ein Kind zuckerkrank wird, dann ist dies immer ein unerwartetes und bedeutendes Ereignis in der Familie. Der Diabetes wird anfangs oft als Katastrophe für das Kind und seine Familie verstanden. Der Umgang mit dem Diabetes und seinen Aufgaben, mit dem Wissen um die lebenslange Krankheit und ihre Komplikationen, muß erst gelernt werden. Es dauert längere Zeit, bis die Kinder selbst und ihre Familien den Diabetes mit allen seinen Bedingungen akzeptieren können.

Sehr viel hilft dazu die praktische Beschäftigung mit der Diabetesbehandlung. Deshalb sollten schon während der Erstbehandlung in der Klinik die Eltern in die Schulung und in die verantwortliche Behandlung mit einbezogen werden. Wenn sich die Eltern mit ihren zuckerkranken Kindern in die Behandlung kompetenter Diabetesärzte begeben und wenn sie sofort oder manchmal etwa später eine umfassende Schulung erhalten, dann ist dem Diabetes durch diese Information schon manches von seinem Schrecken genommen worden.

Für viele Familien mit einem zuckerkranken Kind führen die eigenen weiteren Erfahrungen mit der erfolgreichen Diabetesbehandlung auch zu einer besseren seelischen Bewältigung. Doch der Bewältigungsprozeß ist nie abgeschlossen. Der Diabetes ist eine lebenslange Aufgabe, die – wie das Leben selbst – immer wieder neu aufgenommen und bewältigt werden muß.

Selbsthilfe in der Gruppe

Die Bewältigung des Diabetes in der Familie kann vielfältig unterstützt werden. Besonders die Erfahrungen anderer Familien mit einem zuckerkranken Kind sind für die »Anfänger« mit Diabetes wichtig. Deshalb ist die Beteiligung an Selbsthilfegruppen, zum Beispiel an einem Elternverein besonders zu empfehlen.

Die bundesweiten Organisationen der Diabetiker, der Deutsche Diabetiker-Bund oder der Bund diabetischer Kinder und Jugendlicher (Adressen Seite 151) vermitteln entsprechende Adressen von Selbsthilfegruppen in den Bundesländern und Bezirken. Und auch die Kliniken, in denen die Erstbehandlung durchgeführt wird, kennen und betreuen oft Selbsthilfegruppen von Eltern zuckerkranker Kindern.

12

Schwanger-schaft

Gesunde Kinder – trotz Diabetes

Dank der großen medizinischen Fortschritte der letzten Jahrzehnte können Diabetikerinnen heute ebenso gesunde Kinder zur Welt bringen wie stoffwechselgesunde Frauen. Wichtigste Voraussetzung dafür ist eine sehr gute Diabeteseinstellung und eine engmaschige Überwachung. Die Schwangerschaft von Diabetikerinnen gilt zwar definitionsgemäß als Risikoschwangerschaft, die Risiken für Komplikationen beim Kind und bei der Mutter sind aber sehr gering, wenn sie von Anfang an eine sehr gute Diabeteseinstellung haben und während der ganzen Schwangerschaft behalten.

Alle Diabetikerinnen, die sich für eine Schwangerschaft entscheiden, sollten sich entsprechend gut vorbereiten. Am besten besprechen Sie alle Fragen rechtzeitig vor der Schwangerschaft mit Ihrem Diabetesarzt, der auch die weitere Behandlung und Diabetesüberwachung übernimmt. Planen Sie also Ihre Schwangerschaft frühzeitig und sorgen Sie schon vorher für eine normale Diabeteseinstellung!

Wenn Sie unerwartet schwanger geworden sind, müssen Sie umgehend für eine gute Diabeteseinstellung sorgen und alle notwendigen Kontrollen durchführen.

Ebenso wie bei der geplanten Schwangerschaft ist eine konsequente Stoffwechseleinstellung zu empfehlen, die am besten in einer Fachklinik durchgeführt wird.
Durch eine konsequente Diabeteseinstellung vermindern Sie die Risiken für eine Fehl- oder Frühgeburt, für Schwangerschaftskomplikationen wie Nierenbecken-

entzündungen oder Schwangerschaftshochdruck, für ein übergroßes Kind, für eine vermehrte Fruchtwasserbildung und für eine verzögerte Lungenreifung am Schwangerschaftsende.

Was die geplante Schwangerschaft bedeutet

● Optimale Diabeteseinstellung mit normalen Blutzuckerwerten schon vor der Empfängnis.
● Optimale Diabeteseinstellung mit praktisch normalen Blutzuckerwerten während der gesamten Schwangerschaft.
● Umgehende Behandlung bei Harnwegsinfekten, Nierenbeckenentzündungen oder bei einer »Schwangerschaftsvergiftung«.
● Während der Schwangerschaft engmaschige Überwachung der Kindesentwicklung durch den Frauenarzt.
● Vorzeitige Schwangerschaftsbeendigung nur dann, wenn Hinweise für eine Gefährdung des Kindes bestehen.
● Sofortige Untersuchung des Neugeborenen und weitere Kontrollen durch den Kinderarzt.

Planen Sie Ihre Schwangerschaft frühzeitig, und sorgen Sie schon vorher für eine gute Diabeteseinstellung.

126

Diabetesbehandlung in der Schwangerschaft

Während der Schwangerschaft ändert sich der gewohnte Insulinbedarf. Im ersten Schwangerschaftsdrittel wird nicht immer mehr Insulin benötigt, danach steigt der Insulinbedarf aber deutlich an. Natürlich ist während der Schwangerschaft eine intensive Insulintherapie die einzig richtige Art der Insulinversorgung. Tägliche Blutzuckerselbstkontrollen und eine Anpassung der Insulinmengen an den Bedarf sind nötig. Trotz aller Bemühungen wird es gelegentlich einmal zu etwas erhöhten Blutzuckerwerten kommen; vereinzelte Blutzuckerwerte bis 140 mg/dl sind noch akzeptabel.

Auch Hypoglykämien lassen sich bei dieser intensiven Insulinbehandlung nicht vermeiden. Hypoglykämien der Mutter schaden dem Kind jedoch nicht, da es sich über seine eigenen Zuckerreserven versorgen kann. Natürlich sollten Sie schwere Hypoglykämien vermeiden. Deshalb ist eine engmaschige Blutzuckerselbstkontrolle wichtig; bei Blutzuckerwerten unter 60 mg/dl sollten Sie zusätzlich Kohlenhydrate essen.

Durch eine vernünftige Ernährung können Sie zur gewünschten optimalen Diabeteseinstellung beitragen. Empfehlenswert ist eine ballaststoffreiche und kohlenhydratreiche Ernährung mit einem etwas erhöhten Eiweißanteil von 1,5 bis 2 Gramm Eiweiß pro Kilogramm Sollgewicht. Eiweißhaltige Nahrungsmittel sind Milch und Milchprodukte, Fleisch und Fisch. Achten Sie auf ausreichende Zufuhr von Eisen und Calcium durch Milch und Milchprodukte und auf eine vitaminreiche Kost durch Gemüse und Obst. Verzichten Sie ganz auf Alkohol und natürlich auf das Rauchen.

Blutzuckersenkende Tabletten sind für Schwangere verboten. Grund dafür sind nicht die früher gefürchteten Mißbildungen, sondern die Wirkung der Tabletten beim Kind, dessen Insulinproduktion angeregt wird. Das Kind kann dadurch übermäßig an Gewicht zulegen.

Diabeteseinstellung in der Schwangerschaft

- Normale Blutzuckerwerte
- Blutzucker vor den Mahlzeiten zwischen 60 und 90 mg/dl
- Höchste Blutzuckerwerte nicht über 120 mg/dl
- HbA1c-Werte im Normbereich

Selbstkontrolle und Schwangerschafts- überwachung

Die Blutzuckerselbstkontrolle ist ein wichtiger Teil der erfolgreichen Diabetesbehandlung. Ihr Diabetesarzt sollte Sie regelmäßig und engmaschig untersuchen und dabei insbesondere den HbA1c-Wert häufiger als sonst kontrollieren. Die frauenärztliche Untersuchung und Beratung sollte in der ersten Schwangerschaftshälfte im Abstand von zwei bis vier Wochen erfolgen. Diabetikerinnen führen ihr Stoffwechsel-Protokollheft und haben auch einen Mutterpaß, den der Frauenarzt ausfüllt und erläutert.

Die Überwachung des Kindes mit Ultraschall führt der Frauenarzt von Beginn an durch, um die Größenzunahme des Kindes und die Fruchtwassermenge zu verfolgen. In der zweiten Schwangerschaftshälfte erfolgen diese Untersuchungen häufiger, da die Entwicklung des Kindes engmaschig überwacht werden muß. Gegen Ende der Schwangerschaft kann der Mutterkuchen (die Plazenta) die Funktionstüchtigkeit schneller einbüßen als bei stoffwechselgesunden Frauen, so daß nun sehr engmaschige und schließlich tägliche Kontrollen der kindlichen Herzfrequenz mit der »Kardiotokographie« nötig sind. Ab der 38. oder 39. Schwangerschaftswoche

sollten manche Diabetikerinnen in die Klinik aufgenommen werden, wo die Überwachung bis zur Entbindung einfacher ist. Falls vor Beendigung der 36. Schwangerschaftswoche regelmäßige Wehen auftreten, müssen wehenhemmende Medikamente gegeben werden. Oft kommt es darunter zu einer Entgleisung der Blutzuckerwerte, deshalb kann eine frühere stationäre Aufnahme nötig werden.

Erhöhter Blutdruck? Ödeme? Übelkeit?

In der Schwangerschaft können sowohl bei Diabetikerinnen als auch bei stoffwechselgesunden Frauen Probleme auftreten, die sofort kontrolliert und behandelt werden müssen.

Wenn Ihr Blutdruck während der Schwangerschaft steigt, dann sollten Sie sofort mit Ihrem Diabetesarzt die Behandlung besprechen. Es gibt blutdrucksenkende Medikamente, die Ihrem Kind nicht schaden können.

Wenn Sie Wassereinlagerungen, also sogenannte Ödeme feststellen, dann muß ebenso der Blutdruck untersucht und die Eiweißausscheidung im Urin überprüft werden. Liegen neben den

Ödemen ein erhöhter Blutdruck oder eine Eiweißausscheidung oder beides vor, dann droht eine »Schwangerschaftsvergiftung«, zu deren Vermeidung Sie rasch reagieren müssen. Hier ist zur Sicherung der Schwangerschaft eine sofortige Behandlung – oft im Krankenhaus – nötig.

Wenn Sie durch Übelkeit und Schwangerschaftserbrechen belastet sind, dann kann die Diabeteseinstellung Schwierigkeiten machen. Besprechen Sie mit Ihrem Diabetesarzt, wie Sie Ihre Behandlung durchführen und die erstrebten günstigen Blutzuckerwerte halten können.

Geburtsvorbereitung

Auch schwangere Diabetikerinnen sollten an einem Geburtsvorbereitungskurs teilnehmen. Die Schwangeren und ihre Partner lernen dort Entspannungs- und Atemübungen kennen, sie können ihre Fragen und Ängste in der Gruppe besprechen. Die Teilnahme am Geburtsvorbereitungskurs ist für viele Schwangere eine große Hilfe.

Bereiten Sie sich mit Entspannungs- und Atemübungen auf die Geburt vor.

Die Entbindung

Wenn die Schwangerschaft komplikationslos verläuft, dann wird auch für Diabetikerinnen eine normale Entbindung zum errechnetem Zeitpunkt, also zum Abschluß der 40. Schwangerschaftswoche angestrebt. Nur wenn sich eine Gefährdung für das Kind oder für die Mutter zeigt, wird die Schwan-

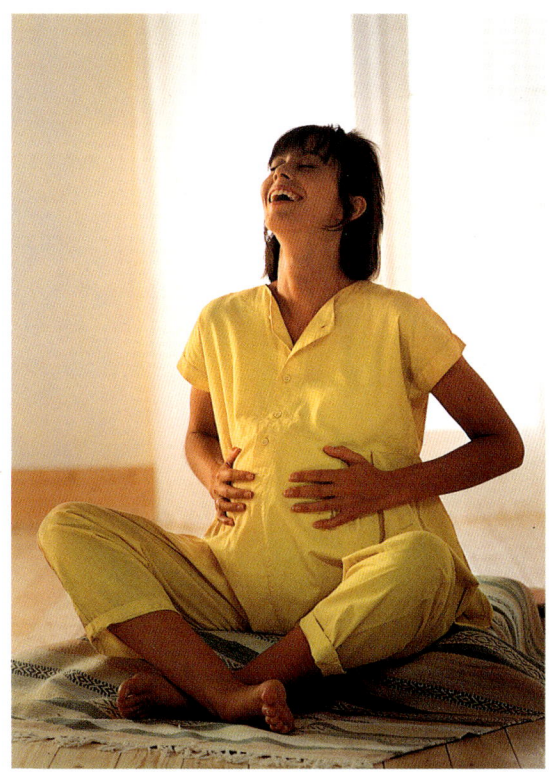

129

gerschaft durch einen Kaiserschnitt beendet. Heutzutage wird ein Kaiserschnitt nur noch dann durchgeführt, wenn das Kind übergroß ist oder wenn eine akute Gefahr für das Kind besteht.

Solange es geht, sollten Sie bis zu Ihrer Entbindung Ihre Blutzuckerselbstkontrollen fortsetzen. Beim Einsetzen der Geburt sollten stündliche Blutzuckerkontrollen durchgeführt werden. Zu diesem Zeitpunkt sollten Sie aber nicht mehr Insulin spritzen. Wenn in dieser Zeit die Blutzuckerwerte unter 70 mg/dl abfallen, dann ist eine Infusion mit 5%iger Glukoselösung zu empfehlen, um einer Hypoglykämie vorzubeugen.

Nach der Entbindung

Das Kind wird gleich nach der Geburt gründlich untersucht; in der Regel erhalten Kinder von Diabetikerinnen sofort eine Traubenzuckerlösung zu trinken oder mit einer Infusion.

In den ersten Tagen nach der Geburt wird das Kind intensiv durch einen Kinderarzt überwacht. Gerade in diesen Tagen direkt nach der Geburt muß beim Kind regelmäßig der Blutzucker gemessen werden. Es hängt von der Gesamtsituation des Kindes ab,

ob zunächst eine Überwachung auf der Spezialstation für Neugeborene erfolgt oder ob die Diabetikerin ihr Kind im Zimmer (»rooming-in«) behalten kann.

Die vielfältigen Forderungen an eine umfassende Betreuung von Mutter und Kind vor, bei und nach der Entbindung machen klar, daß für die Entbindung eine Klinik oder ein Zentrum zu empfehlen ist, in dem erfahrene Geburtshelfer, Kinderärzte und Diabetesärzte bereitstehen.

Unmittelbar nach der Schwangerschaft sinkt der Insulinbedarf. In einigen Fällen kann man für ein bis zwei Tage ganz auf Insulin verzichten, weil die Blutzuckerwerte sehr niedrig liegen. In den darauf folgenden Tagen ist der Insulinbedarf häufig etwas niedriger als vor der Schwangerschaft. Auch während des Stillens kann der Insulinbedarf erniedrigt sein. Bei gut eingestellten Diabetikerinnen spricht nichts gegen das Stillen des Kindes. Vor jedem Anlegen des Kindes an die Brust sollte die Mutter selbst etwas mehr Kohlenhydrate, beispielsweise ein Glas Milch, zu sich nehmen.

Die Bemühungen um die optimale Diabeteseinstellung sollten Sie nach der Schwangerschaft natürlich fortsetzen.

Familienplanung

Manche Diabetikerinnen machen sich erst nach der Schwangerschaft Gedanken darüber, wie hoch das Risiko für ihr Kind ist, später selbst einmal einen Diabetes zu bekommen. Natürlich wissen die meisten Diabetikerinnen dies schon vorher: Das Risiko für das Kind einer Typ-I-Diabetikerin, später selbst an einem Typ-I-Diabetes zu erkranken, liegt bei etwa drei bis fünf Prozent und hängt noch besonders von der erblichen Diabetesbelastung des Vater des Kindes ab.

Solche Überlegungen spielen für die weitere Familienplanung eine Rolle. Wenn Sie sich weitere Kinder wünschen, dann sollten Sie die Zahl Ihrer Kinder auch mit Ihrem Diabetesarzt besprechen und dabei das Für und Wider genau abwägen. Häufig wird zu einer Beschränkung auf zwei oder drei Kinder geraten.

Natürlich sollten die weiteren Schwangerschaften so geplant werden, daß schon zum Zeitpunkt der Empfängnis eine optimale Diabeteseinstellung gegeben ist. Vorher sollten Sie eine Empfängnisverhütung mit geeigneten Mitteln durchführen.

Empfängnisverhütung

Alle bekannten Methoden zur Empfängnisverhütung haben ihre Vorteile und Nachteile. Für Diabetikerinnen ist es besonders wichtig, die für sie günstigste Methode zur Empfängnisverhütung mit ihrem Gynäkologen zu besprechen. Lassen Sie sich von Ihrem Frauenarzt und von Ihrem Diabetesarzt beraten, ob für Sie die Antibaby-Pille geeignet ist oder ob eine Spirale zu empfehlen ist. Wenn Sie sich dazu entschieden haben, keine Kinder mehr zu bekommen, dann sollten Sie über geeignete dauerhafte Verhütungsmaßnahmen gemeinsam mit Ihrem Mann und Ihrem behandelnden Arzt sprechen. Eine Sterilisation ist beim Mann mit Durchtrennung der Samenstränge einfacher als bei der Frau mit einer operativen Eileiterunterbindung. Die Sterilisation ist jedoch nur dann zu empfehlen, wenn Sie ganz sicher keinen Kinderwunsch mehr haben.

13

Alltag und Soziales

Leben mit Diabetes

Mit einer chronischen Krankheit zu leben, ist eine besondere Herausforderung für den Alltag. Alle Diabetiker sehen sich vor die Aufgabe gestellt, ihre lebenslange Behandlung selbständig durchzuführen und die Komplikationen zu bewältigen. Dabei wollen sie ihren Alltag nach eigenen Vorstellungen gestalten.

Aber es gibt Besonderheiten in der Lebensführung, Einschränkungen und Anforderungen im Berufsalltag und einige andere sogenannte soziale Probleme zu beachten.

Diabetiker haben viele Fragen zu Alltagsproblemen, die sich nicht nur durch ärztliche Beratungen, sondern oft im Gespräch mit anderen Diabetikern klären lassen. Natürlich hat man wie in allen anderen Bereichen des Lebens auch »in Sachen Diabetes« nie ausgelernt und sollte sich immer weiter dazu informieren. Rat und Hilfe finden Sie zum Beispiel in Selbsthilfegruppen von Diabetikern. Der Deutsche Diabetiker-Bund (Seite 143) ist die größte Selbsthilfegruppe. Ratschläge und Informationen zu sozialmedizinischen Problemen erhalten Sie auch von erfahrenen Sozialdiensten, die es an vielen Diabeteskliniken gibt.

Berufswahl und Berufsalltag

Grundsätzlich sind solche Berufe und Tätigkeiten für Diabetiker problematisch, bei denen durch Hypoglykämien eine Gefährdung der eigenen Person oder eine Gefährdung anderer Menschen möglich ist. Die Deutsche Diabetes-Gesellschaft hat solche Tätigkeiten zusammengestellt (siehe Kasten).

Diabetiker ohne schwerwiegende andere Krankheiten oder ausgeprägte Diabeteskomplikationen und mit erfolgreicher selbstständiger Behandlung können fast alle Berufe und Tätigkeiten ausüben, zu denen sie nach Neigung, Begabung, praktischen Fähigkeiten und Ausbildung geeignet erscheinen. Eine abgeschlossene berufliche Ausbildung ist für jeden Diabetiker zu empfehlen.

Wenn der Diabetes erst im Berufsleben auftritt und wenn die berufliche Tätigkeit – wie beim Piloten – für Diabetiker nicht erlaubt oder – wie beim Dachdecker – für Diabetiker mit besonderen Problemen und Gefahren verbunden ist, dann sollten die Möglichkeiten einer Umschulung oder der Übergang auf einen anderen Arbeitsplatz genutzt werden. Umschulungsmaßnahmen werden durch das Arbeitsförderungsgesetz und durch das Bundessozialhilfegesetz geregelt. Nehmen Sie bei Bedarf dazu die Hilfe und Beratung von Sozialexperten – zum Beispiel in Diabeteskliniken – in Anspruch.

Öffentlicher Dienst

Für die Beschäftigung im öffentlichen Dienst und für die Verbeamtung gibt es seit 1959 »Richtlinien für die Einstellung von Diabetikern in den Öffentlichen Dienst«, die immer wieder, zuletzt im Jahre 1982, aktualisiert wurden.

Nach diesen Richtlinien muß durch ein fachärztliches Gutachten beschrieben und belegt werden,

---

Für Diabetiker ungeeignete Tätigkeiten

- Arbeiten mit Absturzgefahr (Dachdecker, Hochbauarbeiten)
- Berufliche Personenbeförderung (Taxifahrer, Busfahrer, Piloten)
- Verantwortliche Überwachungsfunktionen (Kontrollen im Bahnverkehr oder im Straßenverkehr)
- Berufsmäßiger Waffengebrauch (Polizei, Militär)

133

daß die Bewerber eine erfolgreiche Diabetesbehandlung durchführen.

Die Bundesbahn hat für ihren Betriebsdienst eigene Regelungen festgelegt, die zusammen mit der Deutschen Diabetes-Gesellschaft erarbeitet wurden. Auch hier gibt es für insulinbehandelte Diabetiker mit der Möglichkeit von Hypoglykämien einige wichtige Einschränkungen, die nachvollziehbar sind: Sie dürfen nicht im Betriebsdienst beschäftigt werden, also nicht bei »Maßnahmen und Handlungen, die erforderlich sind, um Züge zu bilden, zu befördern und aufzulösen«.

Das Verhalten am Arbeitsplatz

Auch am Arbeitsplatz sollten Diabetiker offen mit ihrem Diabetes umgehen, sie sollten ihren Kollegen davon berichten und damit auch zeigen, wie man mit Diabetes erfolgreich leben kann. Arbeitgeber

Bewerbungen

Bei Bewerbungen gibt es kein »Muß« für Diabetiker, von sich aus auf ihren Diabetes hinzuweisen. Diabetiker müssen die Frage nach ihrer Erkrankung auch nicht wahrheitsgemäß beantworten, wenn sie davon ausgehen können, daß der Diabetes ihre Leistungsfähigkeit am angestrebten Arbeitsplatz nicht beeinträchtigt.

Der Diabetes ist jedoch kein Makel, er sollte auch bei einer Bewerbung nicht verheimlicht werden. Es ist ratsam, sich für das Vorstellungsgespräch eine aktuelle Bescheinigung seines Arztes mitzunehmen, in der festgestellt wird, daß der Bewerber gut geschult und zuverlässig ist und daß der Arzt ihn für die angestrebte Tätigkeit für geeignet hält. Diese Bescheinigung sollte dann vorgelegt werden, wenn bei der Bewerbung die Frage nach dem Diabetes ins Gespräch kommt.

Wird die Frage nach einer Schwerbehinderung gestellt, dann muß darauf stets wahrheitsgemäß geantwortet werden. Unwahre Angaben dazu können eine spätere Kündigung begründen.

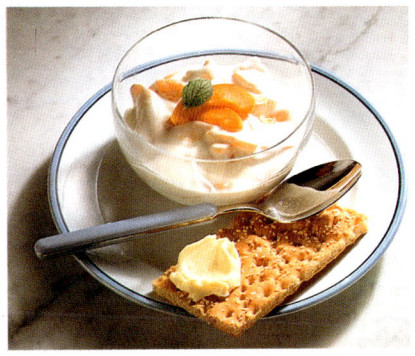 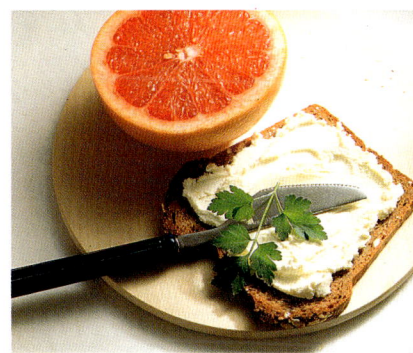

Denken Sie an Zwischenmahlzeiten während der Arbeit – und daran, den Kohlenhydratgehalt mitzurechnen.

und Kollegen sollten vom Diabetes und den Möglichkeiten der Unterzuckerung und ihrer Behandlung wissen. Dieses Wissen fördert das Verständnis für notwendige Hilfen und für die Behandlungsaufgaben, die der Diabetiker auch am Arbeitsplatz zu erfüllen hat. So lassen sich Arbeitspausen mit notwendigen Zwischenmahlzeiten ebenso wie Stoffwechselselbstkontrollen oder ärztliche Untersuchungen erklären.

Das Schwerbehindertenrecht für Diabetiker

Der Umgang mit dem Schwerbehindertengesetz ist auch für Diabetiker schwierig, weil dabei über die Anwendung allgemeiner Regelungen für eine ganz persönliche Situation entschieden wird. Man

muß bei der Anwendung des Schwerbehindertengesetzes für Diabetiker die möglichen Vorteile, aber auch immer wieder erlebte Nachteile berücksichtigen.

Diabetiker können beim Versorgungsamt beantragen, als Schwerbehinderte eingestuft zu werden. Wenn dabei aufgrund des Diabetes, seiner Komplikationen und anderer Krankheiten ein Grad der Behinderung (GdB) von wenigstens 50 Prozent festgestellt wird, dann wird der Schwerbehindertenstatus bescheinigt. Schwerbehinderte mit einem Grad der Behinderung von mindestens 50 Prozent haben Vorteile wie Kündigungsschutz, Zusatzurlaub, Hilfen im Arbeitsleben, vorgezogenes Altersruhegeld und Steuerfreibeträge. Bei einem Grad der Behinderung von mindestens 30 Prozent (aber unter 50 Prozent)

135

Grad der Behinderung (GdB) bei Diabetes mellitus

0 – 10 Prozent:	Durch Diät oder durch Diät und orale Antidiabetika gut ausgleichbar
20 Prozent:	Weniger gut ausgleichbar, mit größeren Toleranzschwankungen
30 Prozent:	Mit Insulin und Diät ausgleichbar, ohne Komplikationen
40 bis 60 Prozent:	Mit Insulin schwer einstellbar (hierzu gehört meist der im Kindesalter auftretende Diabetes)
Organkomplikationen sind zusätzlich zu bewerten	

können Diabetiker auf Antrag mit Schwerbehinderten gleichgestellt werden, wenn sie wegen ihrer Behinderung einen Arbeitsplatz nicht erlangen oder behalten können. Vorteil dieser Gleichstellung ist also nur ein besonderer Kündigungsschutz, die sonstigen Vorteile sind nicht gegeben.

Natürlich wird man nicht gerne auf die möglichen Vorteile verzichten wollen. Aber man sollte stets auch die möglichen Nachteile abwägen. Der aktenkundige Beleg einer »schweren Behinderung« oder einer nach Gesetz festzustellenden »Hilflosigkeit« bei zuckerkranken Kindern bis zum

16. Lebensjahr kann zur Belastung werden. In einzelnen Fällen haben sich Bescheinigungen über eine Schwerbehinderung bei Abschlüssen von Krankenversicherungen und Lebensversicherungen, bei der Suche nach einem Arbeitsplatz oder bei Problemen mit dem Führerschein als negativ herausgestellt.

Rehabilitation und Rente

Rehabilitation bedeutet im sozialrechtlichen Sinne so viel wie wiederherstellen oder wiedereinsetzen. Nach dem Rehabilitationsgesetz können Maßnahmen dafür – zum Beispiel eine Anschlußheilbehandlung, stationäre Heilbehandlungen oder auch berufsfördernde Leistungen – von den gesetzlichen Krankenkassen, von der Berufsgenossenschaft und von anderen zuständigen Rehabilitationsträgern übernommen werden. Ziel der Rehabilitation ist im wesentlichen die Besserung oder Wiederherstellung der Erwerbsfähigkeit. Es gilt das Prinzip: Rehabilitation vor Rente.

Eine vorzeitige Berentung kommt für Diabetiker erst dann in Frage, wenn alle Versuche gescheitert sind, diesen an Komplikationen leidenden Diabetiker durch fachmännische diabetologische Behandlung, durch nachfolgende Heilverfahren oder durch eine Umschulung erwerbsfähig zu halten. Das Rentenrecht ist besonders schwierig und für Laien kaum mit allen Möglichkeiten, Bedingungen und Einschränkungen zu überblicken. Deshalb sollten Sie sich mit Ihren Fragen zur vorzeitigen Berentung unbedingt durch Sozialexperten beraten lassen.

Versicherungen

Die Empfehlung zur Beratung durch Sozialexperten gilt auch für die manchmal schwierigen Fragen beim Abschluß von Versicherungen. Die Gesellschaften, die Lebens-, Sterbe- und private Krankenversicherungen anbieten, verlangen von Diabetikern bei Vertragsabschluß oft erhebliche Risikozuschläge. Sehr häufig werden solche Versicherungsabschlüsse gar nicht akzeptiert. Wenn Sie eine Versicherung abschließen wollen, dann sollten Sie die Angebote vergleichen und sich beraten lassen. Erkundigen Sie sich auch beim Deutschen Diabetiker-Bund nach besonders günstigen Möglichkeiten. Auf dem Gebiet der Versicherungen wächst der Wettbewerb, die Angebote werden sich in Zukunft ändern. Lassen Sie sich aktuell von Experten beraten.

In der gesetzlichen Krankenversicherung haben Diabetiker nicht diese Schwierigkeiten. Diabetiker haben bei gleichen Beiträgen die gleichen Leistungsansprüche in gesetzlichen Krankenversicherungen wie andere Versicherte.

Diabetiker im Straßenverkehr

Immer wieder wird behauptet, daß Diabetiker ein besonderes Risiko für die Sicherheit im Straßenverkehr darstellen. Diese Behauptung wird damit begründet, daß insulinspritzende Diabetiker während der Teilnahme am Straßenverkehr eine Hypoglykämie bekommen und dann ihr Auto nicht mehr sicher steuern können.

Viele große Untersuchungen belegen jedoch, daß Diabetiker nicht häufiger oder mehr Verkehrsunfälle verursachen als Nichtdiabetiker. Diese statistisch begründete Aussage darf aber nicht von dem einzelnen Problem ablenken. Denn bei Unfällen, die von Diabetikern verursacht wurden, wird sehr häufig eine Hypoglykämie als Unfallursache erkannt. Es scheint so zu sein, daß Diabetiker verantwortungsvoller und vorsichtiger fahren und deswegen insgesamt nicht häufiger an Unfällen beteiligt sind als Nichtdiabetiker. Diese statistischen Aussagen sollen nun zuckerkranke Kraftfahrer aber nicht dazu verleiten, sich sorgloser oder ohne Berücksichtigung von Unterzuckerungen am Straßenverkehr zu beteiligen.

In einem Gutachten des gemeinsamen Beirates für Verkehrsmedizin beim Bundesminister für Verkehr und beim Bundesminister für Gesundheit, das unter dem Titel »Krankheit und Kraftverkehr« immer wieder aktualisiert wird, werden die Leitsätze zur Beurteilung von Diabetikern formuliert. Auch die Regelungen zur Einführung des zu erwartenden europaweit gültigen Führerscheins berücksichtigen die besonderen Bedingungen von Diabetikern.

Der Führerschein

Wenn junge insulinspritzende Diabetiker einen Führerschein beantragen, dann werden sie nach Krankheiten gefragt. Sie müssen ihren Diabetes angeben. Beim Antrag auf Erstellung eines Führerscheins müssen Diabetiker ein Gutachten ihres behandelnden Arztes vorlegen, mit dem der gesundheitliche Zustand, die Diabetesbehandlung und die Unterzuckerungsgefahr beurteilt werden.

Wie bei allen anderen Führerscheinbewerbern ist auch eine augenärztliche Untersuchung erforderlich. Ein früher üblicher psychologischer Eignungstest wird heute nicht mehr verlangt.

Insulinspritzende Diabetiker dürfen nicht den Führerschein der Klasse 2 erwerben, sie dürfen auch keine Fahrzeuge fahren, die der Fahrgastbeförderung dienen. Diese Entscheidung und Festlegung ist ähnlich zu verstehen wie der Ausschluß insulinspritzender Diabetiker von den Berufen des Lokomotivführers oder des Piloten.

Wer bei Ausübung solcher Tätigkeiten eine Hypoglykämie bekommt, würde dabei sehr viel mehr Menschen gefährden.

Verantwortungsbewußte Diabetiker treffen alle Vorkehrungen zur Vermeidung von Hypoglykämien, bevor sie sich ans Steuer setzen. Führen auch Sie regelmäßig Ihr Protokoll zu den Blutzuckerselbstkontrollen, damit Sie das Risiko von Hypoglykämien rechtzeitig erkennen und entsprechend reagieren können. So können Sie auch Ihre Bereitschaft zur Kontrolle belegen.

Hinweise für insulinspritzende Diabetiker

Beachten Sie die Ratschläge für jedermann über ein vernünftiges Verhalten im Straßenverkehr! Tun Sie alles dafür, um eine Hypoglykämie sicher zu vermeiden!

- Im Auto immer reichlich Traubenzucker griffbereit halten.
- Vor Fahrtantritt Blutzucker testen (Werte über 120 mg/dl sind gut).
- Bei Hypoglykämie oder Hypoglykämieverdacht nicht die Autofahrt antreten.
- Beim geringsten Hinweis auf Hypoglykämie während der Fahrt: sofort anhalten, ausreichend Traubenzucker essen, abwarten, bis die Hypoglykämie überwunden und die volle Konzentrationsfähigkeit erreicht ist (30 Minuten Pause).
- Genügend kohlenhydratreiche Nahrungsmittel (Brot, Obst, Kekse) für die Zwischenmahlzeiten mitnehmen, bei längeren Fahrten alle zwei Stunden Essenspausen einlegen.
- Nie vor oder während der Autofahrt Alkohol trinken.
- Vorsicht nach dem Alkoholgenuß am Vorabend: Hypoglykämiegefahr am nächsten Vormittag!
- Regelmäßige ärztliche Kontrollen durchführen lassen: Sehkraft? Hypoglykämiegefahr? Diabeteseinstellung?

Im Urlaub und auf Reisen

Diabetiker können selbstverständlich Reisen in fremde Länder, in andere Klimazonen, mit größeren körperlichen Belastungen und mit langen Zeitverschiebungen machen. Voraussetzung dafür ist, daß die Diabetiker sich mit ihrem Diabetes auskennen, daß sie alles mitnehmen, was sie zur Diabetesbehandlung benötigen und daß sie bei der Behandlung keine zu großen Fehler machen.

Wenn die Reisebedingungen vorübergehend zu einer Störung der guten Diabeteseinstellung führen, dann müssen die Diabetiker in der Lage sein, durch Selbstkontrolle und Anpassung der Behandlung die unerwünschten Abweichungen zu korrigieren. Nehmen Sie zu Ihrer eigenen Sicherheit immer einen Diabetikerausweis mit auf Reisen. Das ist natürlich besonders nützlich, wenn Sie alleine reisen. Auch ein mehrsprachiger Diabetikerausweis wie zum Beispiel der »Diabetiker-Reiseausweis in 24 Sprachen«, hilft mit Notfallhinweisen in der Sprache des besuchten Landes (Seite 152).

Wenn Sie Ihr Reisegepäck zusammenstellen, denken Sie auch an alle notwendigen Dinge, die Sie zur Kontrolle und Behandlung Ihres Diabetes mitnehmen sollten. Machen Sie sich eine Checkliste für Ihre »Reiseapotheke« und verteilen Sie Ihre notwendigen Utensilien sicherheitshalber auf das Handgepäck und auf das Hauptgepäck.

Ins Handgepäck gehören Insulin, Spritzen und Spritzhilfen mit mehreren Nadeln, Teststreifen, Stechhilfen mit zugehörigen Lanzetten, ausreichend Traubenzucker, Zwischenmahlzeiten, Diabetikertagebuch, Glucagon, Diabetikerausweis in der Landessprache. Im Hauptgepäck können Sie mehr Insulin, Spritzen, Teststreifen und Traubenzucker, Ersatzinsulin und Ersatzspritzen, Ihren Ernährungsplan, bei Bedarf und Wunsch Süßstoff, Notrationen und vielleicht

Checkliste für die Reise

- Diabetikerausweis mit Übersetzung in die Landessprache
- Insulin/Tabletten
- Spritzen/Nadeln/Pen
- Testgerät
- Protokollheft
- eventuell Glucagon
- Traubenzucker
- Zwischenmahlzeiten
- Auslandskrankenschein

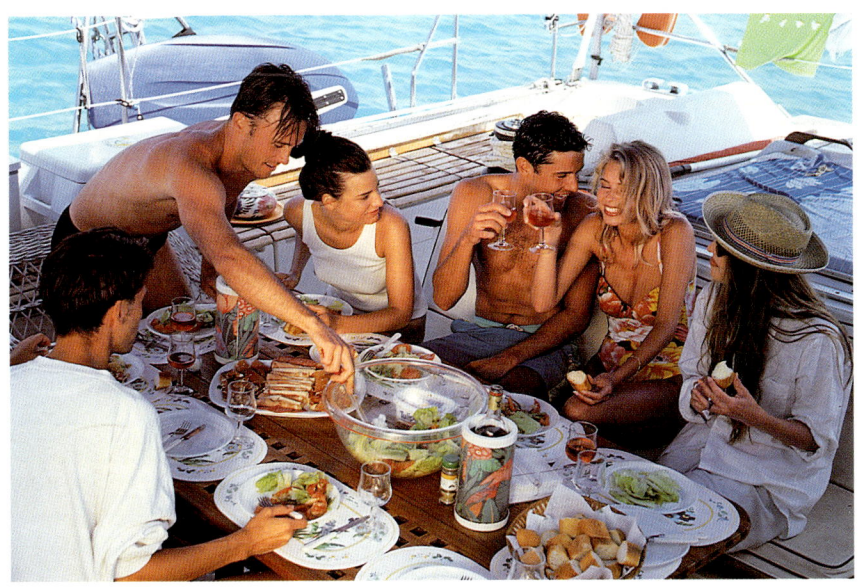

Zum Urlaub gehört auch, fremdes Essen zu genießen – mit dem nötigen Wissen für Diabetiker kein Problem.

eine Styroporbox zum Schutz des Insulins vor extremen Temperaturschwankungen mitnehmen. Alle wichtigen Papiere gehören natürlich ins Handgepäck.

Fremdes Essen – kein Problem

Fremde Länder – fremde Sitten – anderes Essen – das soll Sie nicht in Ihrer Reiselust stören. Natürlich sollten Sie Ihr Bewußtsein für eine richtige Ernährung mit auf die Reise nehmen und sich möglichst schon vorher über die fremden Nahrungsmittel und ihre Verträglichkeit für Diabetiker informieren.

Auch beim Urlaub im Inland kann es besondere Aufgaben der Ernährung geben. Denn sicher werden Sie im Restaurant und Hotel essen und dabei geeignete Mahlzeiten für sich auswählen wollen. Nehmen Sie sich dazu Ihr »diätetisches Augenmaß« mit und wählen Sie à la carte aus, weil Sie damit mehr Spielraum für Ihre Entscheidungen haben.

Achten Sie auf Ihr Insulin!

Trennen Sie sich auf Reisen oder bei längerer Abwesenheit von zu Hause nie völlig von Ihrem Insulin.

Empfehlungen für Langstreckenflüge

- Gangplatz wählen
- Regelmäßig bewegen, aufstehen, herumgehen
- Reichlich Flüssigkeit trinken
- Weitgehend auf Alkohol verzichten
- Bei Bedarf Stützstrümpfe tragen

Für eine Auslandsreise bedeutet dies, daß Sie immer Ihr Insulin im Handgepäck bei sich führen sollten.

Das in Gebrauch befindliche Insulin können Sie wie auch sonst mit sich tragen, größere Mengen sollten Sie aber vor zu starker Sonneneinstrahlung ebenso wie vor Frost schützen. Wenn Ihr Insulin wirklich einmal verdorben sein sollte oder wenn Sie Ihr Handgepäck und Reisegepäck verloren haben, dann können Sie meist ein ähnliches Insulin im Ausland erwerben, mit dem Sie sich vorübergehend helfen können. Beachten Sie aber, daß in manchen Ländern die Insulinkonzentration anders ist und daß Sie für diese andere Insulinkonzentration auch eine andere Insulinspritze benötigen.

Flugreisen mit Zeitverschiebung

Bei einer interkontinentalen Reise verlängert sich der Tag, wenn Sie in Richtung Westen fliegen, beim Flug in Richtung Osten verkürzt sich der Tag. Bei einem verlängerten Reisetag müssen Sie Ihre Insulintherapie anpassen, in dem Sie am besten den vergrößerten Insulinbedarf mit einer zusätzlichen Gabe von Normalinsulin abdecken. Entsprechend können Sie auch bei der Verkürzung des Reisetags reagieren. Vor Interkontinentalreisen ist die Planung besonders wichtig. Besprechen Sie mit Ihrem Diabetesarzt den Reise- und Flugplan und die Möglichkeiten, die Insulintherapie diesen Bedingungen anzupassen.

Im übrigen sollten Sie sich bei längeren Flugreisen nicht durch das überreichliche Angebot meist kalorienreicher und oft ungeeigneter Mahlzeiten aus der Bordküche verführen lassen. Vermeiden Sie übermäßigen Alkoholgenuß, ohne deshalb auf ausreichende Flüssigkeitszufuhr zu verzichten. Denn bei langen Flugreisen mit geringer Bewegung drohen auch Thrombosen und weitere Folgen, die man durch ein vernünftiges Verhalten vermeiden kann.

Selbsthilfegruppen und Diabetiker-organisationen

Es gibt viele Organisationen und Selbsthilfegruppen für Diabetiker, in denen das Informationsbedürfnis ebenso befriedigt wird wie der Wunsch nach Gesprächen mit anderen Diabetikern. In Deutschland gibt es den Deutschen Diabetiker-Bund (DDB), der in Landesverbände, Bezirksverbände und aktive einzelne Mitgliedergruppen untergliedert ist. Werden Sie Mitglied im Deutschen Diabetiker-Bund (Adresse Seite 151)!

Der Deutsche Diabetiker-Bund ist als gemeinnützig und besonders förderungswürdig anerkannt. Er verfolgt den Zweck, die Gesundheit und die soziale Rehabilitation von Diabetikerinnen und Diabetikern durch vielfältige Maßnahmen zu fördern, wobei er eine Zusammenarbeit mit Ärzten, Krankenkassen und Behörden anstrebt. Der Deutsche Diabetiker-Bund ist mit der Deutschen Diabetes-Gesellschaft zu einer Gesamtvertretung der Interessen aller Diabetiker, zur Deutschen Diabetes-Union zusammengeschlossen. Diese Zusammenschlüsse dienen dem Diabetiker durch Einsatz bei den Behörden und durch Beratungen in Rechtsfragen. Vor allem ist der Deutsche Diabetiker-Bund aber die größte Selbsthilfegruppe von Diabetikern, in denen Diabetiker gemeinsam versuchen, ihre berechtigten Interessen in die Öffentlichkeit zu bringen und politisch durchzusetzen.

Informieren Sie sich regelmäßig!

Das offizielle Organ des Deutschen Diabetiker-Bundes und der Deutschen Diabetes-Gesellschaft für Diabetiker ist das Diabetes-Journal. Das Diabetes-Journal bietet Neues, Informationen und Fortbildung für jeden Diabetiker. Natürlich wird im Diabetes-Journal vor allem über Fragen zum Diabetes berichtet. Die neuesten Nachrichten aus der Diabetologie und die ersten Informationen über wichtige Neuentwicklungen finden Sie im Diabetes-Journal. Abonnieren Sie das Diabetes-Journal, das jeder Diabetiker regelmäßig lesen sollte (Seite 152)!

Neue und zukünftige Entwicklungen

Sensationelle Schilderungen in der Presse über medizinische Fortschritte lassen immer wieder Hoffnungen aufkommen, daß es einmal eine Heilung des Diabetes geben könne. Leider ist diese Hoffnung unberechtigt, denn der Diabetes ist eine erblich bedingte Krankheit, die lebenslang besteht und lebenslang behandelt werden muß.

Glauben Sie nicht an Wundermittel! Wenn Sie Anzeigen und Berichte darüber lesen, daß man mit bestimmten Mitteln die Diät, das »lästige« Insulinspritzen und die »schädlichen« Tabletten überflüssig machen kann, dann seien Sie äußerst vorsichtig und fragen Sie Ihren Diabetesarzt. Die Fachleute wissen am ehesten darüber Bescheid, welche tatsächlichen Fortschritte in der Diabetesbehandlung zu erwarten sind oder eingeführt werden.

Glukosesensor und künstliche Bauchspeicheldrüse

Die künstliche Bauchspeicheldrüse ist ein hochkomplizierter Apparat, der schon seit vielen Jahren entwickelt wird. Ein Teil dieser künstlichen Bauchspeicheldrüse ist der Glukosesensor, mit dem dauernd die Blutzuckerkonzentration bestimmt werden soll. Wenn der Glukosesensor einmal zur dauerhaft ungestörten Funktion entwickelt worden ist, dann liegt seine größte Bedeutung darin, daß die Entwicklung des künstlichen Pankreas weitergehen kann.

Transplantationen

Seit Jahren wird sehr intensiv an den Problemen der Organtransplantation gearbeitet. Die Verpflanzung der Bauchspeicheldrüse wird schon seit langem praktiziert, aber immer nur in besonders schwieriger Situation bei einzelnen Diabetikern durchgeführt. Die Verpflanzung isolierter Inselzellen wird erst seit einigen Jahren versucht. Die Probleme der Transplantation liegen bei der Verpflanzung der Bauchspeicheldrüse oder der Inselzellen in der Verträglichkeit beziehungsweise der Unverträglichkeit der Spenderorgane für den Empfänger. Mit der Verpflanzung fremder Organe werden auch »fremde« Eigenschaften verpflanzt, die der Organismus des Empfängers als »fremd« empfindet und abzuwehren, abzustoßen versucht. Auf diesem Gebiet sind zwar noch keine endgültigen Lösungen erkennbar, die bisherigen Versuche lassen aber auf weitere Fortschritte hoffen.

14

Zum Nachschlagen

Glossar

**Adressen,
die weiterhelfen**

**Bücher und
Zeitschriften,
die weiterhelfen**

**Beschwerden-
und Sachregister**

Glossar

Aceton
Aceton im Urin und Acetongeruch der Atemluft von Diabetikern ist ein Zeichen für eine schlechte Stoffwechsellage bei Insulinmangel. Die chemische Substanz Aceton hat einen obstartigen Geruch. Bei gesteigertem Fettabbau und bei fehlender Kohlenhydratzufuhr oder beim Fasten und Hungern bildet der Organismus vermehrt Aceton. Aceton wird im Urin ausgeschieden und ist dort nachweisbar.

Angiopathie
Diabetiker haben häufiger Durchblutungsstörungen durch Schädigungen der Blutgefäße. »Angiopathie« ist ein Oberbegriff für alle Gefäßkrankheiten, die an Arterien, Venen und Kapillaren auftreten können.

Broteinheit
Diabetiker sollten bei ihrer Ernährung darauf achten, daß sie möglichst viel geeignete Kohlenhydrate zu sich nehmen. Die Menge eines Nahrungsmittels, die 12 Gramm Kohlenhydrate enthält, wird als Broteinheit (BE) bezeichnet. Die Broteinheit (BE) ist ein Hilfsmaß zum Austausch verschiedener kohlenhydrathaltiger Nahrungmittel.

Cholesterin
Der Organismus benötigt und produziert selbst Cholesterin, Cholesterin wird aber auch mit der Nahrung aufgenommen. Cholesterin dient als wichtiger Baustein für Hormone und in der Zellwand. Zuviel Cholesterin im Blut ist ein Risiko für die Entwicklung der Arteriosklerose.

Dawn-Phänomen
Ein typischer Blutzuckeranstieg in den frühen Morgenstunden bei insulinbehandelten Diabetikern wird als Dämmerungs- oder auf Englisch als »Dawn«-Phänomen beschrieben.

Diabetologe
Ärzte, die über besondere Erfahrungen mit der Diabetesbehandlung verfügen, haben bisher keine offizielle Zusatzbezeichnung. In Deutschland wird die Möglichkeit der Qualifikation als »Diabetologe« angestrebt.

Beispiele für Broteinheiten (BE)

1 BE ist enthalten in:
- 25 g Roggenbrot
- 15 g Zwieback
- 45 g Reis, gekocht
- 50 bis 60 g Teigwaren, gekocht
- 80 g Kartoffeln
- 250 ccm Milch, Joghurt, Kefir
- 70 g Weintrauben
- 100 g Äpfel
- 200 g Erdbeeren

Erektile Dysfunktion
Mit dieser medizinischen Bezeichnung werden Störungen der Sexualfunktion des Mannes beschrieben. Zuckerkranke Männer erleben häufiger eine Störung der Schwellfähigkeit (der Erektionsfähigkeit) der Schwellkörper im Penis.

Fettsäuren
Fettsäuren werden in gesättigte und ungesättigte Fettsäuren unterteilt. Gesättigte Fettsäuren und Cholesterin sind besonders in tierischen Fetten enthalten. Sie sollten nur eingeschränkt genossen werden. Mehrfach ungesättigte Fettsäuren aus pflanzlichen Ölen und Fetten sowie aus Fischöl sind besonders günstige Nahrungsbestandteile.

Gangrän
Bei Diabetikern kann sich ein Gewebsverlust, die Gangrän, am Fuß entwickeln. Die Ursache besteht meist in einer Kombination von Neuropathie, Durchblutungsstörungen und Infektionen. Das von der Gangrän betroffene Gewebe stirbt ab, man spricht auch vom Gewebebrand. Es gehört zu den wichtigsten Zielen jeder Diabetesbehandlung, eine Gangrän und dadurch verursachte Amputationen zu vermeiden.

Glukagon
Dieses Hormon wird in den Zellen der Langerhans-Inseln der Bauchspeicheldrüse gebildet. Glukagon setzt Glukose aus der Leber und aus der Muskulatur frei. Es führt zu einem Blutzuckeranstieg und kann zur Behandlung schwerer Hypoglykämien direkt unter die Haut oder in den Muskel gespritzt werden.

Humaninsulin
Auf biosynthetischem Wege kann im Labor ein Insulin hergestellt werden, das in seiner Zusammensetzung aus zwei Ketten mit insgesamt 51 Aminosäuren dem Insulin des Menschen (»human«) entspricht.

Hypoglykämie-Wahrnehmungsstörung
Wenn die Wahrnehmung für die Beschwerden bei Hypoglykämien nachläßt, droht eine schwere, mit Bewußtseinsstörungen und Hilflosigkeit einhergehende Hypoglykämie. Üblicherweise werden als Zeichen der Hypoglykämie Zittern, Schwitzen, Heißhunger und Taubheitsgefühl wahrgenommen.

Inselzellantikörper
Bei der Entwicklung des Typ-I-Diabetes spielt die Entstehung und Wirkung von Inselzellantikörpern eine wichtige Rolle. Inselzellantikörper richten sich in ihrer Wirkung gegen die körpereigenen Inselzellen der Bauchspeicheldrüse, die dann kein Insulin mehr bilden können.

Joule
Der Begriff »Joule« beschreibt eine Energiemenge. Laut Definition entsprechen 4,18 Joule einer Kalorie.

Ketoazidose

Schwerwiegende Stoffwechselentgleisung bei Insulinmangel. Eine
diabetische Ketoazidose ist durch
hohe Blutzuckerwerte, Ausscheidung
von Ketonkörpern im Urin, Übersäuerung des Blutes (Azidose),
Wasserverlust, Durst, Erbrechen,
Benommenheit und Acetongeruch
in der Atemluft gekennzeichnet. Die
Ketoazidose kann zum diabetischen
Koma und zum Tod führen.

Langerhans-Inseln

In der Bauchspeicheldrüse verstreut
liegen Zellansammlungen, die nach
ihrem Entdecker Paul Langerhans
benannt sind. Zu den Langerhans-
Inseln gehören die Zellen, die Insulin
produzieren (Beta-Zellen), und die
Alpha-Zellen, die Glucagon produzieren.

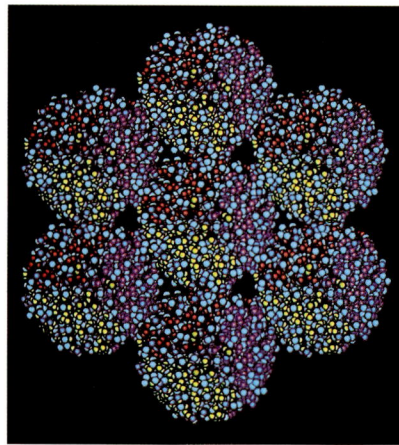

*Computer-Modell
von Insulin-
Kristallen.*

Lipohypertrophie

Wenn sich beim Insulinspritzen das
Fettgewebe der Unterhaut vermehrt
und verdickt, dann wird von einer
Lipohypertrophie gesprochen. Solche Veränderungen sind vermeidbar,
wenn nicht immer an die gleiche
Stelle gespritzt wird.

Mikroangiopathie

Beim Diabetes kann es nach länger
dauernder schlechter Einstellung zu
typischen Veränderungen an den
kleinsten arteriellen Blutgefäßen
und Blutkapillaren kommen (mikro =
klein, – angio = Gefäß, – pathie =
Krankheit). Diese Störung der Fein-
durchblutung an den Augen führt
zur Retinopathie, an den Nieren
führt sie zur Nephropathie.

Neuropathie

Zur den Komplikationen des Diabetes gehören auch Krankheiten der
Nerven. Nervenschäden mit Funk-
tionsstörungen insbesondere am
Herz- und Gefäßsystem, am Magen-
und Darmtrakt sowie an den Harn-
und Geschlechtsorganen werden
als »autonome Neuropathie« zusammengefaßt. Dabei ist das unbe-
wußte, das autonome Nervensystem
betroffen. Mißempfindungen und
Schmerzen in Füßen und Beinen
sowie eine verminderte Schmerz-
empfindung können Zeichen für
eine sogenannte periphere Nerven-
störung (Neuropathie) sein.

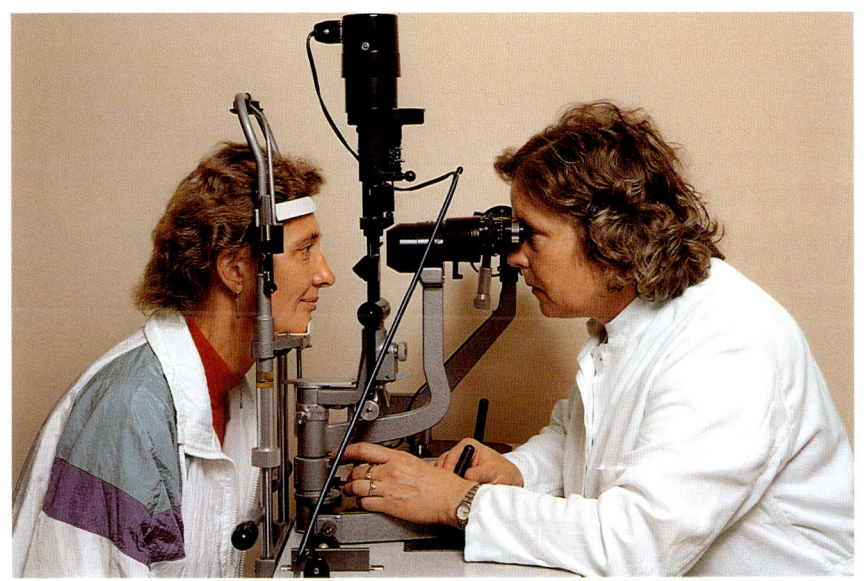

Untersuchung des Augenhintergrundes. Diabetiker sollten regelmäßig ihre Augen überprüfen lassen, um eine diabetische Retinopathie frühzeitig erkennen zu können.

Nierenschwelle

Wenn die Blutzuckerwerte beim Diabetiker ansteigen und dabei eine Konzentration von 150 bis 200 mg/dl übersteigen, dann wird Glukose auch im Urin ausgeschieden. Die Blutzuckerkonzentration, bei der die Harnzuckerausscheidung beginnt, wird als Nierenschwelle bezeichnet.

NPH-Insuline

In den 30er Jahren wurde durch den Wissenschaftler Hagedorn ein Verzögerungsinsulin entwickelt, das heute weltweit am häufigsten gebraucht wird. Im Namen dieser Gruppe von NPH-Insulinen steht N für neutral, P für Protamin und H für Hagedorn.

Ödem

Die Anschwellung der Gewebe durch eine Ansammlung von Flüssigkeiten in den Gewebsspalten wird als Ödem bezeichnet. Häufig lagert sich Wasser in den Füßen ab, an denen das Ödem leicht erkannt wird.

Periphere arterielle Verschlußkrankheit

Diabetiker haben häufiger Durchblutungsstörungen als Nichtdiabetiker, weil bei ihnen die »Peripherie«-Gefäße an den Beinen und Füßen durch eine Arteriosklerose verengt oder verschlossen sind. Diese Durchblutungsstörung verursacht Schmerzen bei körperlicher Belastung wie etwa beim Laufen. Bleiben sie länger bestehen, dann können sich Geschwüre entwickeln.

Refraktionsanomalie

Wenn nach lang dauernder schlechter Diabeteseinstellung die erhöhten Blutzuckerwerte sehr rasch normalisiert werden, dann kann es vorübergehend zu Sehstörungen kommen. Grund dafür ist eine Störung bei der Brechung des Lichtes durch die Linse des Auges, eine Refraktionsanomalie.

Remissionsphase

Viele Typ-I-Diabetiker, vor allem Kinder und Jugendliche mit einem neu entdeckten Typ-I-Diabetes erleben kurz nach Beginn des Diabetes eine scheinbare Erholung. Sie brauchen vorübergehend sehr wenig oder auch einmal gar kein Insulin, um ihren Diabetes gut einzustellen. Diese Remissionsphase beruht auf einer gerade noch ausreichenden eigenen Insulinreserve, die bald danach – üblicherweise wenige Monate später – soweit nachläßt, daß die vorübergehend unterbrochene oder stark verminderte Insulinbehandlung wieder in vollem Umfang aufgenommen werden muß.

Retinopathie

Augenhintergrundsveränderungen, die sich nach einer langen Zeit der schlechten Stoffwechseleinstellung bei Diabetikern entwickeln können, werden als Retinopathie bezeichnet. In einigen Fällen bilden sich dabei neue Blutgefäße, die auch in den Glaskörper hineinbluten können.

Rezeptoren

Die Insulinrezeptoren sind spezifische Bindungsstellen für das Insulin, die sich zum Beispiel in der Wand der Leberzellen, der Muskelzellen

und der Fettzellen nachweisen lassen.

St. Vincent-Deklaration

Diabetesärzte, viele Diabetesorganisationen und Institutionen aus Europa haben 1989 in St. Vincent (Italien) eine Absichtserklärung zur Verbesserung der Behandlung von Diabetikern erarbeitet. Dazu gehört die Forderung, daß die Zahl diabetesbedingter Erblindungen, die Zahl neuer Fälle von Nierenversagen und die Zahl von diabetesbedingten Amputationen innerhalb von fünf Jahren entscheidend gesenkt werden.

Ultraschalldoppler

Durchblutungsstörungen treten bei Diabetikern häufiger auf. Die Durchblutung der Füße und Beine kann durch Abtasten und Abhören der Gefäßpulse und durch eine Messung überprüft werden. Mit dem Ultraschalldopper ist es möglich, die Durchblutung an den Füßen und Beinen, aber auch an der Halsschlagader und an anderen Arterien genau zu untersuchen. Diese Untersuchungsmethode stellt kein Risiko für den Patienten dar.

Vibrationsprüfung

Eine Störung des Vibrationsempfindens an den Füßen ist ein wichtiger Hinweis für eine periphere Neuropathie. Deshalb soll das Vibrationsempfinden bei jedem Diabetiker regelmäßig mit Hilfe einer Stimmgabel untersucht werden.

Adressen, die weiterhelfen

Deutschland

Arbeitskreis der
Pankreatektomierten
Krefelder Straße 52,
41539 Dormagen

Bund diabetischer
Kinder und Jugend-
licher (BdKJ)
Hahnbrunner Straße 54,
47679 Kaiserslautern

Bundesverband der
Insulinpumpenträger
Reinekestraße 31,
51145 Köln

Deutsche Diabetes-
Gesellschaft (DDG)
Berufsgenossenschaft-
liche Klinik Bergmanns-
heil, Universitätsklinik,
Bürkle-de-la-Camp-
Platz 1,
44789 Bochum

Deutsche Diabetes-
Stiftung (DDS)
Postfach 100267,
51302 Leverkusen

Deutscher Diabetiker-
Bund (DDB)
Bundesgeschäftsstelle,
Danziger Weg 1,
58511 Lüdenscheid

Deutsche Gesellschaft
für Ernährung (DGE)
Postfach 930201,
60457 Frankfurt/Main

International Diabetic
Athletes Association
(IDAA) Deutsche
Sektion der IDAA,
Universitätsklinik
Düsseldorf,
Moorenstr. 5,
40225 Düsseldorf

Österreich

Österreichische
Diabetikervereinigung
Moosstraße 18,
5020 Salzburg

ÖID – Österreichische
Interessengemein-
schaft der Diabetiker
Obere Hauptstraße 1,
7041 Wulkaprodersdorf

Oberösterreichische
Diabetikervereinigung
Sommerstraße 36,
4030 Linz

Steirische Diabetes-
hilfe für Kinder und
Jugendliche
Schmiedegasse 36,
8010 Graz

Schweiz

Schweizerische
Diabetes-Gesellschaft
Forchstraße 95,
8032 Zürich

Regionale Selbsthilfe-
gruppen (weitere
Adressen über das
Zentralsekretariat):
Association genevoise
du diabète
14, rue de l'Arqueluse,
1204 Genève

Association vandoise
du diabète
3, rue Chaucran,
1003 Lausanne

Berner Diabetes-
Gesellschaft
Falkenplatz 1,
3012 Bern

Ostschweizerische
Diabetes-Gesellschaft
Neugasse 55,
2000 St. Gallen

Bücher und Zeitschriften, die weiterhelfen

Elmadfa, I., Aign, W., Moskat, E., Fritzsche, D., Cremer, H.-D.: Die große GU-Nährwerttabelle, Gräfe und Unzer Verlag, München

Deparade, C.: Ich bin Diabetikerin – und ich freue mich auf mein Kind, Verlag Kirchheim, Mainz

Deutsche Diabetes-Gesellschaft: Kohlenhydrat- und Fett-Austauschtabelle für Diabetiker, Trias Verlag, Stuttgart

Finck, H., Malcherczyk, L.: Diabetes & Soziales. Ein praktischer Ratgeber für alle Diabetiker und ihre Angehörigen, Verlag Kirchheim, Mainz

Grüneklee D.: Diabetes, Falken-Verlag, Niedernhausen

Hirsch, A.: Mit Diabetes leben lernen. Wege zur seelischen Bewältigung des Diabetes, PAL Verlagsgesellschaft, Mannheim

Jäckle, R., Hirsch, A., Dreyer, M.: Gut leben mit Typ-I-Diabetes. Arbeitsbuch zur Basis-Bolus-Therapie, Gustav Fischer Verlag, Stuttgart-Jena-New York

Jörgens, V., Grüßer, M., Berger, M.: Mein Buch über den Diabetes mellitus, Verlag Kirchheim, Mainz

Kemmer, F.W.: Diabetes und Sport, Verlag Kirchheim, Mainz

Mehnert, H., Standl, E.: Handbuch für Diabetiker, Trias, Stuttgart

Nassauer, L., Fröhlich-Krauel, A., Petzoldt, R.: Für Diabetiker – Das GU Bildkochbuch, Gräfe und Unzer Verlag, München

Petzoldt, R.: Diabetiker-Reiseausweis in 24 Sprachen, Verlag Kirchheim, Mainz

Petzoldt, R.: Diabetiker-Vorsorge-Paß, Verlag Kirchheim, Mainz

Petzoldt, R.: Fragen und Antworten zum Diabetes, Verlag Kirchheim, Mainz
Schumacher, W., Toeller, M., Gries, F.A.: KH-Tabelle, Schätzhilfe für Kohlenhydratportionen, Verlag Kirchheim, Mainz

Toeller, M., Klischan, A., Hürther, P.: Jugendliche Diabetiker VOLL DRAUF!, Verlag Kirchheim, Mainz

Toeller, M., Schumacher, W., Groote, A., Klischan, A.: Kochen & Backen für Diabetiker, Falken-Verlag, Niedernhausen

Willms, B.: Was ein Diabetiker alles wissen muß, Verlag Kirchheim, Mainz

Mellitus Lauf – Offizielles Organ der International Diabetic Athletes Association, Kirchheim Verlag, Mainz

Diabetes-Journal – Offizielles Organ der Deutschen Diabetes-Gesellschaft, des Deutschen Diabetiker-Bundes und der Deutschen Diabetes-Union, Verlag Kirchheim, Mainz

Diabetes und Stoffwechsel, Zeitschrift für angewandte Diabetologie – Offizielles Organ der Deutschen Diabetes-Gesellschaft, Verlag Kirchheim, Mainz

Beschwerden- und Sachregister

Abgeschlagenheit 74, 112
Abrufraten 69
Abwehrsystem 14
Acarbose 80, 83
– Dosierung 83
ACE-Hemmer 101
Aceton 13, 28, 33
– Geruch 26
Acetonbestimmung 33
Adipositas 13
– zentrale 17
Ärztliches Zeugnis
– für den Führerschein 138
Aggressivität 74
Albumin 89
Alkohol 42, 49, 127
– Gefahren 42
– Kaloriengehalt 42
Alkoholkonsum 103
Alltag 30, 132
Alpha-Liponsäure 90
Altersdiabetes 17
Ameisenlaufen 91
Amputation 100
Angehörige 126
Angina-pectoris-Anfall 110
Angiopathie 93
Angst 74
Anlageträger 14, 18
Antibabypille 131
Arbeitsplatz 134
Arteriosklerose 18, 86, 103
Atemluft 26
Augenhintergrund 18, **88**, 110
Ausdauertraining 55
Autoimmunerkrankung 14

Ballaststoffe 41
– Bedarf 44
– Diätberechnung 43
Ballaststoffzufuhr 42
– beim Sport 53
Basalrate 69

Bauchschmerzen 26
Bauchspeicheldrüse 9, 11
– künstliche 144
– Transplantation 144
BE s. Broteinheit
Beerenobst 42
Behandlung, flexible 29
Behinderungsgrad 136
Beingefäßschäden 18
Berentung 137
Berufswahl 133
Besenreiser 68
Betätigung s. Sport
Bewegungsmangel 20
Bewerbungen 134
Bewußtlosigkeit 26, 74
Bewußtseinstrübung 74
Bier 49
Biguanide 80, 83
– Wirkungsweise 83
Blähungen 48, 83
Bläschen, insulintragende 11
Blasenlähmung 91
Blutdruckabfall 91
Blutdruck, erhöhter 17
Blutdruckkontrolle 101, 109
Blutdrucknormalisierung 89
Blutfette 102
Blutfettwerte, erhöhte 17, 110
Bluthochdruck 101
Blutstropfengewinnung 29
Blutwäsche 89
Blutzucker 9
– Erhöhung 13
– Nüchternwerte 27, 73, 85
– Selbstkontrolle 15, 29
– Werte 12
– Wertekorrektur 72
Blutzuckergedächtnis 36
Blutzuckerhöhe 12
Blutzuckertestgerät 29

Blutzuckerverlauf 15
Blutzuckerwerte
– beim Sport 53
Broteinheit 44
Bundesbahn 134
B-Zellen 9, 11, 80

Calciumantagonisten 101
Cholesterin 102, 109
Cola 49, 104

Dauerbehandlung 117
Depotinsulin 60
Desinfektion 66
Deutscher Diabetiker Bund 124, 132, **143**
Diabetes, mellitus 8
– Behandlung 24
– Bewältigung 23
– Einstellung 16, 26
– entgleister 26
– Formen 12
– Komplikationen 87
– Risiko 14
– sekundärer 21
– Typ-I 13
– Typ-II 13
– Verbreitung 9
– Vorsorgepaß 37, 108
Diabeteseinstellung 37
Diabetes-Vorsorge **107**, 122
– bei Nachkommen 130
Diabetiker
– autofahrender 138, 139
– insulinspritzender 133
– Krankenhausaufnahme 105
– sporttreibender 52
– übergewichtiger 102
Diabetikerausweis 78, 109
Diabetiker-Bonbons 47
Diabetiker-Lebensmittel 47
Diabetiker-Limonade 47
Diabetiker-Süße 47

Diabetikertagebuch 30
Diabetiker-Vorsorgepaß
16, 20
Diabetisches Koma
s. Koma
Diät 38
Diätberatung 45
Diätplan 45
Diätverordnung 44
Dialyse 89
Doppelbilder 75
Durchblutungsstörung
93, 110
Durchfall 77, 103
Durstgefühl 13
– beim Kind 119

Einfachzucker 10
Einkauf 48
– Tips 50
Eiweiß 40
Eiweißkörper 89
Eltern 120
Empfängnisverhütung 131
Energiebedarf 43
Energiegehalt
– Nährstoffe 42
Energielieferanten 10, 39
Entbindung 129
Entwässerungstabletten 73
Entzündungen der Haut 15
Erbanlage 14, 18
Erblindung 87
Erbrechen 26, 33, 77, 103
Erfahrungsaustausch
21, 143
Ernährung 38
– bei Kindern 118
– bei Schwangerschaft
127
– vegetarische 50
Ernährungsprinzipien 39
Essen im Lokal 141
Essen im Urlaub 141

Familie 21, 126
Familienplanung 131
Farbsehschwäche 29
Farbskala 31
Farbwerte 29
Fasten 33
Fastenzeiten 12
Ferienlager 123
Ferienreise 140
Fett
– Kaloriengehalt 39
– verstecktes 44
Fettansatz 17
Fettgewebsveränderung 68
Fettsäuren
– gesättigte 40
– ungesättigte 40
Fettstoffwechselstörung 17
Fettsucht 13, 17, 102
Fingerbeere 29
Flugreisen 142
Folgekrankheiten 86
Fruktose 41
Fruchtsäfte 49
Fruchtzucker 41
Führerschein 138
Fuß, diabetischer 93
Fußgymnastik 97
Fußkontrolle 93
Fußpflege 93, **94**
Fußprobleme 93
Fußpuls 108
Fußsyndrom 91, 93
Fußverletzung 93

Gangrän 97, 100
GdB s. Grad der Behinderung
Geburtsvorbereitung 129
Gedächtnisstörungen 74
Gefäßkrankheiten 18
Gefäßtraining 97
Gefäßverkalkung 18
Gemüse 42

Gesamtfettgehalt 44
Gesundheits-Paß Diabetes
16, 28, 108, **109**, 122
Getränke 48
Getreideprodukte 41
Gewichtsabnahme 13, 50,
102
Gewichtskontrolle
– beim Kind 120
Gewürze 46
Glaskörper 88
Glucagon 9, 76, **77**, 78
Glukose 9, 41
– Sensor 144
Glykogen 9
Grad der Behinderung 136
Grenzwert, kritischer 12
Grundnährstoffe 39
Gymnastik 54

Hämoglobin 36
Haltbarkeitsdatum 31
Harnzuckerausscheidung
31
Harnzuckerselbstkontrolle
31
Haushaltszucker 48, 83
Hb s. Hämoglobin
HbA1
– Zielwerte 27
HbA1c-Wert **36**, 107, 109
– Zielwerte 27
HDL-Cholesterin 109
Heißhunger 74
Herausforderung Diabetes
22
Herzinfarkt 18, 87
– stummer 90
Herzklopfen 74
Herzkranzgefäße 110
Herzoperation 106
Herzkrankheiten 18
Herzrhythmusstörung 90
Hochleistungssport 57

154

Hormone 41
Hornhaut 95
Hühneraugen 95
Hülsenfrüchte 42
Humaninsuline 60
Hypoglykämie 16, **74**, 84
– Behandlung 77
– bei Kindern 122
– Ursachen 77
– Vorbeugung 78

ICA s. Inselzellantikörper
IDAA 62
Impotenz 92
Infekte 103
Infusionsbehandlung 90
Injektionsgerät 67, 69
Injektionshilfen 62, 67
Injektionsvorgang 65
Inselzellantikörper 14
Insulin
– Aufbewahrung 65
– Behandlung 59
– Definition 9
– Geschichte 59
– Haltbarkeitsdauer 62
– Lagerung 62
– Mangel 13
– Präparate 63
– Spritztechnik 68
– Therapie 16, 70
– Transport 65
– Typen 61
– Wirkung 10, 61
Insulinbedarf 15
– nach der Entbindung 130
Insulinbehandlung 59, 69
– Konzepte 69
– Typ-I-Diabetes 15, **59**
Insulindosis
– Anpassung 71
Insulininjektion 62
– Spritzenplan 67

– Technik 66
– Tips 68
Insulininjektionsstellen 67
Insulinmangel 74
– absoluter 15, 26
– Folgen 13
Insulinödeme 73
Insulinpräparate 60, 63, 64
Insulinpumpen 62, 69
Insulinresistenz 17, 53, 81
Insulinspritzen 62
– Aufziehen 65
– Pen 62, 67
Insulintherapie 16, 70
– bei Erkrankung 103
– bei Kindern 116
– konventionelle 71
– intensivierte 70
– intensive 70
– Schwangerschaft 127
Insulinzufuhr 15

Joghurt 49
Juckreiz 15, 25

Kaffee 49
Kaiserschnitt 129
Kalorienbedarf 43
Kalorienträger 39
Kartoffeln 45
Ketonkörper 13
Kind, diabetisches 111
– Ausbildung 123
– Behandlungsziele 117
– Ernährung 118
– Erstbehandlung 112
– Hypoglykämie 122
– Insulintherapie 116
– Kindergarten 123
– Pubertät 114
– Schule 123
– Schulung 112
– Selbstkontrolle 120
– Sport 121

– Süßigkeiten 119
– übergewichtiges 120
– Umgang mit Diabetes 124
– Vorsorgeprogramm 122
– Weiterbehandlung 113
Kochsalz 46
Körpergewicht 109
– Kontrolle 28
Kohlenhydrate 41
– Austauschtabelle 45
– Berechnung 44
Koma 112
Koma, diabetisches 15, 26
Kombinationsbehandlung 84
Komplikationen 16, 86
Konzentrationsstörungen 74
Kopfschmerzen 74
Koronare Herzkrankheit 110
Korrekturinsulin 72
Kraftfahrer 138
Krampfadern 68
Krampfanfall 74
Krankenhausaufenthalt 105
Krankenversicherung 137
Krankheit, chronische 21
Kreatinin 109
Küchenkräuter 46
Küchenwaage 48

Lacto-Vegetarier 51
Langerhans-Inseln 11
Lanzetten 29
Laserbehandlung 88
Laufen 56
LDL-Cholesterin 108
Lebenserwartung 22
Lebensmittel 38
– diätetische 47
– Einkaufstips 50
– fetthaltige 39, 40
– kohlenhydrathaltige 41

– salzhaltige 46
– vegetarische 50
Lebensqualität 22
Leberglykogen 13
Lederhaut 68
Leistungsminderung 13
Likör 49
Lipodystrophie 68

Magenentleerungsstörung 90
Magenspiegelung 105
Makroangiopathie 86
Malzzucker 41
Mannschaftsspiele 56
Medikamente 19
Meßbecher 48
Metabolisches Syndrom 17
Mikroalbuminurie 109
Mikroangiopathie 86
Mikronährstoffe 42
Milch 49
Milchzucker 41
Mineralwasser 49
Mischinsuline 60
MODY Diabetes **21**, 111
Müdigkeit 13
Muskelarbeit 52
Muskellähmung 90
Muskulatur 52

Nachkommen 129
Nahrungsfett 39
Nahrungszucker 47
Narbengewebe 69
Narkose 106
Naschen 119
Nephropathie 89
Nervenerkrankung 90
Nervosität 74
Netzhauterkrankung 88
Neugeborenes 129
Neuropathie 86, **90**
– diabetische 55

Nichtraucher 103
Nierenerkrankung 89
Nierenschwelle 13
Normalinsuline 60
Notarzt 77
NPH-Insuline 61

Ödeme 128
Öffentlicher Dienst 133
Ohrläppchen 29
Operation 105, 106
Ovo-Lacto-Vegetarier 51
Ovulationshemmer
  s. Antibabypille

Pankreas 9
Paradontose 104
Pektine 41
Pen 62, 67
– Spritztechnik 67
Plastikspritzen 65
Polyneuropathie 90
Potenzstörungen 87
Protokollhefte 34
Pubertät 114
Pulsregel 55
Pumpe s. Insulinpumpe

Quaddel 68
Quellstoffe 41

Radfahren 56
Radtour 58
Rauchen 103, 110, 127
Raucherentwöhnung 20
Rechtsfragen 132
Regelblutung 114
Rehabilitation 136
Reisecheckliste 140
Reisen 65, **140**
Remission 113
Remissionsphase 15
Rente 137
Reservezucker 9

Resorptionsverzögerer 80
Retinopathie 88
Rinderinsulin 60
Risiken 20

Saccharin 47
Säuglingsalter 111
Salz 46
Schaufensterkrankheit 97
Schlaganfall 18, 87
Schuhe und Strümpfe 96
Schwangerschaft 125
– Einstellung 127
– Entbindung 129
– Ernährung 127
– Geburtsvorbereitung 129
– Selbstkontrolle 128
– Stillen 130
– Überwachung 128
– Vergiftung 129
Schwangerschaftsdiabetes 21
Schweineinsulin 60
Schwerbehindertengesetz 135
Schwerbehindertenrecht 135
Schwindelzustände 74
Schwitzen 54
Sehbehinderung 29
Sehstörungen 15, 74
Sekt 49
Sekundärversagen 81, 84
Selbsthilfe
– Hypoglykämie 76
Selbsthilfegruppen 124, 132, **143**
Selbstkontrolle 28, 85
– individuelle 35
Sexualfunktionsstörung 92
Sommerferienlager 123
Sorbit 47
SOS-Kapsel 77
Spazierengehen 56

Speicherzucker 10
Sport 52
– beim Kind 121
Sportarten 56
Sport-BE 58
Sprachstörungen 74
Spritzenplan 67
Spritz-Eß-Abstand **61**, 72, 78, 115
Spritzkolben 65
Spurenelemente 42
Stärke 41
Stechhilfe 29
Sterilisation 131
Stoffwechsel 26, 28, 85
– Entgleisung 15, 26
– Selbstkontrolle **29**, 85, 120
Stoffwechselstörung 9
Stoffwechselvorgänge 9
Subkutan 60
Straßenverkehr 138
Süßstoff 47
Sulfonylharnstoffe 80, 83
Syndrom, metabolisches 17

Tabletten 79, 80
– blutzuckersenkende 80
– Kombinationen 84
Tablettenbehandlung 79, 81
– Empfehlungen 83
Tagebuch 31
Tageskostplan 43
Taubheitsgefühl 91
Tee 49
Testgerät 30
Testprogramm 34
Teststreifen 31
– Blutzuckerbestimmung 30
– Harnzuckerbestimmung 32
– Acetonbestimmung 33
Transplantationen 144

Traubenzucker 10, 41
Triglyzeride 102
Turnen 56
Typ-I-Diabetes
– Behandlung 15, **59**
– Beschwerden 15
– Entstehung 14
– Insulinbehandlung 59
– Krankheitszeichen 15
– Risiko, erbliches 14
– Vererbung 14
– Verlauf 16
– Vorsorge 16
Typ-II-Diabetes
– Behandlung 19, **79**
– Beschwerden 18
– Muskelarbeit 54
– Krankheitszeichen 18
– Risiko, erbliches 18
– Syndrom, metabolisches 17
– Vererbung 18
– Verlauf 20
– Vorsorge 20

Übelkeit 26, 33
Übersäuerung 112
Übersäuerung des Blutes 26
Ulkus 100
Unfallrisiko 74
Unterzuckerung 16, **73**
– Hypoglykämie 73
– Symptome 74
Urin, frischer 33
Urologe 91
Urlaub 140
U 40 Insuline 62
U 100 Insuline 62

Veranlagung 14
Versicherungen 137
Verständigungsprobleme 74

Verwandte 19
Verwirrtheit 74
Verzögerungsinsuline 60
Virusentzündung 14
Vitamine 39
Vitaminmangel 42
Vitaminpräparate 42
Volkskrankheit 16
Vollkornprodukte 44
Vorbeugung 107
Vorsorgeprogramm 36, 107

Wahrnehmungsstörung 76
Wasser 49
Wassereinlagerung 121
Wasserhaushalt 73
Wasserlassen 25
Wassermangel 13
Wintersport 56

Zahnbetterkrankungen 104
Zahnpflege 104
Zehennagel s. Fußpflege
Zeitschrift für Diabetiker 143
Zellulose 41
Zerstörungsprozeß 15
Zielwerte 27
Zigarettenrauchen s. Rauchen
Zittern 74
Zuckerausscheidung 13
Zuckeraustauschstoffe 47
Zuckerhämoglobin 36
Zuckerkrankheit 8
Zuckerstoffwechsel 9
– Zielwerte 27
Zukunftsaussichten 144
Zusatzraten 69
Zwischenmahlzeiten 58
Zyklamat 47

Impressum

Zum Autor

Professor Dr. med. Rüdiger Petzoldt,
Jahrgang 1938. Studium der Human-
medizin, Facharzt für Innere Medizin.
Direktor und Chefarzt der Diabetes-
klinik Bad Oeynhausen.
Professor Petzoldt ist Mitglied in
deutschen und internationalen
medizinischen Gesellschaften und
Autor vieler Fachbeiträge und Bücher
über den Diabetes für Ärzte und
Patienten.

Bildnachweis
Zeichnungen/Grafik: Martin Scharf
Fotos: Isabella Valdivieso
Weitere Fotos:
Artothek, Blauel: Seite 6
Bavaria Bildagentur: Seite 121,
hintere Umschlagklappe außen (FPG);
Seite 18 (Photo Group); Seite 14, 56
(TCL)
Armin Kühn: Seite 119, 149
Novo Nordisk Pharma GmbH:
Seite 148
Rainer Schmitz: Seite 43, 49
Tony Stone: Seite 141 (Peter Correz);
Seite 129 (Andy Cox); Seite 126 (John
Fortunato); vordere Umschlagklappe
außen (David Stewart)
Odette Teubner, Kerstin Mosny:
Vordere Umschlagklappe innen,
Seite 40, 135

Wir danken der Firma Novo Nordisk
Pharma GmbH für die freundliche
Überlassung des Fotomaterials.

Wichtiger Hinweis

Dieser Ratgeber richtet sich vor-
wiegend an Patienten und ihre
Angehörigen. Dargestellt und
erläutert sind Ursachen, Verlaufs-
formen und Behandlungsmöglichkeiten des Diabetes mellitus.
Soweit in diesem Buch Anwen-
dungen und Dosierungen genannt
werden, hat der Autor größtmög-
liche Sorgfalt walten lassen. Die
Informationen aus diesem Ratgeber können keinesfalls eine
ärztliche Behandlung ersetzen.
Den individuellen Therapieplan
einschließlich des Medikamen-
teneinsatzes kann nur der behan-
delnde Arzt bestimmen!

Redaktion: Dr. Felicitas Zorn
Herstellung: Eva Hehemann
Layout und Umschlaggestaltung:
Ludwig Kaiser
Satz, Reproduktion der Zeichnungen:
Design-Typo-Print, Ismaning
Reproduktion: Fotolitho Longo, Bozen
Druck und Bindung: Druckhaus
Kaufmann, Lahr

ISBN 3-7742-1474-3

Auflage:	5.	4.	3.	2.	1.
Jahr:	99	98	97	96	95

Unser Gesundheits-Programm

Um dauerhaft gesund zu bleiben, vertrauen viele Menschen heute wieder auf die eigenen Kräfte und gehen bewußter mit Körper und Seele um. Die **Ratgeber Gesundheit** von Gräfe und Unzer bieten Expertenrat zu aktuellen Gesundheitsthemen und eine Fülle von praktischen Übungsprogrammen. Sie zeigen, wie man die eigenen Kräfte mobilisieren und das Wohlbefinden steigern und erhalten kann.

Intensiv und umfassend informieren die **Großen GU Ratgeber** über wichtige Themen wie „Homöopathie", „Fasten", „Ätherische Öle" und „Heilpflanzen".

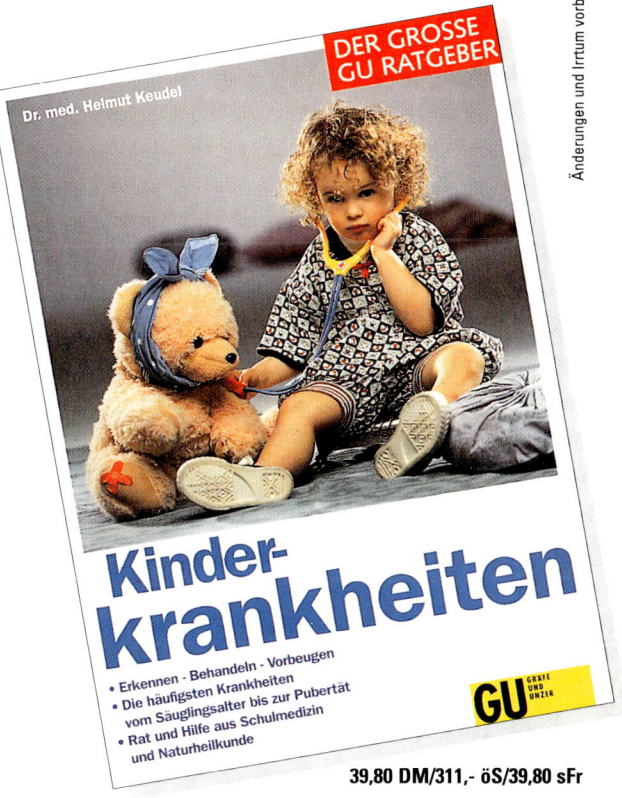
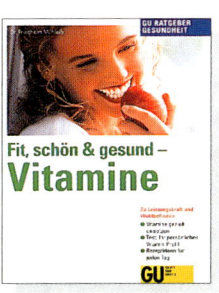
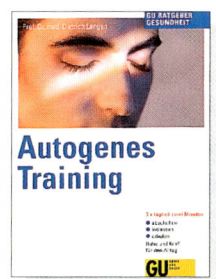
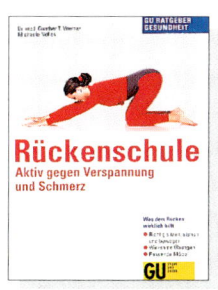
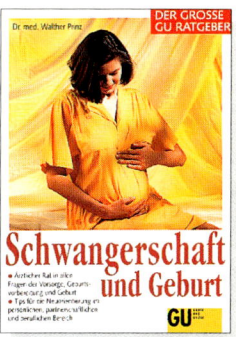

Vorsorgeprogramm für Diabetiker

Gut vorbeugen ist ebenso wichtig wie richtig behandeln. Das gilt besonders für die Diabeteskomplikationen, die durch eine richtige Diabetesbehandlung oft vermieden werden können. Sie können aber auch früh erkannt, erfolgreich behandelt und günstig beeinflußt werden.

Jeder Diabetiker sollte sich an seinem Vorsorgeprogramm beteiligen, stets die Selbstkontrollen durchführen und regelmäßig alle ärztlichen Vorsorgeuntersuchungen wahrnehmen. Benutzen Sie dazu den Gesundheits-Paß Diabetes und ziehen Sie – gemeinsam mit Ihrem Diabetesarzt – die richtigen Konsequenzen, wenn die Vorsorgeuntersuchungen auffällig sind.

Was der Arzt untersuchen wird

Mindestens einmal im Quartal

- Körpergewicht
- Blutdruck
- Blutzucker
- HbA1c
- Albuminausscheidung im Urin
- Füße, Fußpulse, Kontrolle der Gefühlsnerven

Mindestens einmal im Jahr

- Blutfette (Cholesterin, HDL-Cholesterin, LDL-Cholesterin, Triglyzeride)
- Kreatinin im Serum
- Nervenfunktion
- Nierenfunktion
- Eventuell Röntgen von Herz und Lungen
- Augenhintergrund

Worauf Sie selbst achten müssen

- Regelmäßige Blutzucker- oder Harnzuckerkontrollen
- Blutzuckerwerte möglichst normal halten
- Körpergewicht regelmäßig überprüfen
- Bei Hochdruck regelmäßig Blutdruck messen
- Regelmäßig die Füße untersuchen
- Für die richtige Fußpflege sorgen
- Bei Fußproblemen jeder Art sofort den Arzt aufsuchen